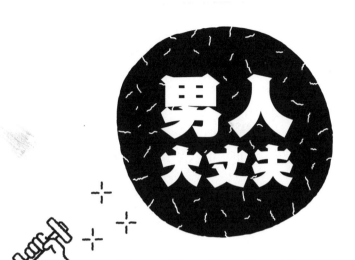

男人大丈夫

你的小弟弟使用說明書

高銘鴻——著

最佳泌尿科男性學醫療寶典

　　這本高醫師的新書光看書名就很吸引人。男人的私密問題應該是所有的男性朋友們都會碰到的。各年紀的男性朋友，無論是兒童、青年或是老人都會碰到這些私密問題，大家一定會四處尋找答案，無論是從朋友或家人那裡，可能都會得到一些似是而非的答案。

　　高醫師行醫數十載，相信他對同一個問題應該已經回答了至少上千次，為了能跟更多男性朋友分享，他將多年來的行醫經驗寫成一本專書，相信這些問題就是讀者們最想知道的答案。

　　能為高醫師寫書評是我的榮幸，高醫師在台大醫院泌尿部擔任住院醫師訓練期間，就是一位我很欣賞、很認真聰明，視病猶親的好醫師。之後在三峽恩主公醫院擔任主治醫師期間，更以大禹治水的精神為病患解決各項疑難雜症，是一位擁有高人氣的好醫師。

　　本書的第一章與第二章除了可以給年輕朋友閱讀以外，為人父母者也可以由此獲得正確知識，了解如何為你家的男孩照顧私密處。在本書的第三、四、五章裡，高醫師特別為性生活頻繁的年輕朋友，可能遭遇到的性問題提供清晰且明確的解答。當然，他也沒有忘記中年以上的男性朋友，所以在第六章特別為中年男性提供很好的、正確的更年期醫學常識。第七章裡所蒐集到的常見問題，更是男性朋友日常

相互調侃與疑惑的切身問題。最後一章，仍不忘記為很關心自己身體健康的男性朋友提供保健與修煉的正確知識。

　　總之，熟讀了這本新書，就如同與一位泌尿科醫師對談三天三夜的豐富知識，這本書是最佳的泌尿科男性學的醫療寶典。除了是男性朋友的好幫手，我也建議為人父母應關心兒子，抑或女性朋友應關心男朋友及丈夫的私密問題，為了他們的健康，也為你的幸福，都值得去購買閱讀。

張宏江

臺大醫院泌尿部主治醫師
臺大醫學院泌尿科副教授
前臺大醫院泌尿部主任
喜月泌尿診所院長
台灣新創醫療學會理事長

食色性也，君子好色而不淫

高銘鴻醫師是我的學生，2013 年第一次看到高醫師，當時他剛從醫學系畢業，當完一年的憲兵回來，是恩主公醫院和臺大醫院共同訓練的第一年住院醫師。高醫師是臺大畢業的高材生，同時受過軍旅的嚴格訓練，臨床工作認真，照顧病人非常用心，泌尿科的學術知識也很扎實，在醫院裡是人人稱讚的好醫師。

不過有件事情覺得很特別，讓我印象深刻，在指導他手術的時候，偶爾會聽到高醫師講出一些日文句子。我當時想，這個年輕醫師的日文造詣這麼好，未來應該是臺灣泌尿科醫學會（TUA）和日本泌尿科醫學會（JUA）很好的溝通橋樑。後來我慢慢發現，這些日文句子多半來自日本愛情「文藝動作」片裡的台詞，就了解年輕時的高醫師對於東洋精緻文化有著深刻的體會，早已種下了日後要成為台灣泌尿科性學大師的啟蒙種子。

大約在 5 年前，醫院舉辦數位教材製作比賽，當時我擔任醫院的教研副院長，過去所謂的「數位教材」幾乎無法脫離看著 PPT 唸稿、錄音……很單調的教學模式，所以我另外成立一個影片組，同時把獎金提高，希望大家能多利用拍攝影片、製作動畫、剪輯、特效等方式，讓數位教材變得更加有趣。高醫師就在我的熱心鼓舞（逼迫）之下，靠一己之力，一路摸索，完成了一篇非常有趣的衛教短片，最後還獲

得了特優獎（我是五位評審之一）。

　　沒想到，這個小小的開始，便啟發了高醫師無限（高效）的熱情，製作了很多泌尿科相關的影片。現在在臉書、YouTube 上，「老高 - 大禹治水」的專頁有上萬名粉絲的追蹤按讚，在泌尿界是人人稱羨的網紅。當然在社群媒體上，網友提問的問題，最多還是與「性」有關，問題回答久了，喉嚨會乾、打字會沒力，所以將問題集結成書，倒是個很好的作法。

　　中國四大奇書：《三國演義》、《西遊記》、《水滸傳》、《金瓶梅》，前三本的內容或多或少大家都會背上一兩段，唯獨《金瓶梅》，聽過者眾，了解者稀。況且這些用文言文寫的古書也不易讀懂，不如來唸高醫師的《男人大丈夫：你的小弟弟使用說明書》來得親切實用。西門慶應該很後悔早生了 500 年！「君子好色不淫」，最後在此鄭重推薦這本奇書給大家。

王烔琚

恩主公醫院泌尿科主任
中原大學生物醫學工程學系兼任副教授
台灣尿失禁防治協會常務理事
台灣泌尿科醫學會監事
台灣泌尿科醫學會新創委員會主委

「**時間太少，但是喉嚨太乾**」是這本書誕生的主因。當上泌尿科主治醫師後，每天都會被問到許多男性學的問題：

「醫師，我已經好久不會硬了。」

「我的包皮是不是過長？該不該割呢？」

「到底多久是早洩？我朋友想知道。」

「一天嘿咻太多次，蛋蛋會不會扁掉？」

「網路上名人推薦的持久液可不可以擦？」

有些問題真讓人哭笑不得。但我想，或許從醫師的角度來說這都只是普通知識，但對於一般民眾而言就可能是全新的領域了。在診間面對不同的病人時，同樣的東西都要花上許多時間解釋；這對醫師來說困難點就是一次只能看一個病人，同樣的話必須一說再說，不只喉嚨很乾，病人回家後也會把醫生講過的話拋諸腦後，大部分醫師在診間講過的話都會隨風而逝……。

為了讓衛教內容的效率達到最大化，同時保護感性的嗓音，我決定成立 FB 紛絲團以及部落格，把病人常問的問題寫成貼文跟部落格文章，目的是讓病人來門診就醫前可以對男性學有基礎的認識，看完診回家也仍複習老高講過什麼。這樣的效果不錯，的確解答了許多朋友的疑問；但社交平台上的貼文隨著時間很容易被洗版，病人也不易找到之前的文章，哪怕使用 #hashtag 標記之前的文章，讓貼文看起來十

分冗長，亦不是我喜歡的模式。而部落格適合完整的論述，需要花上很多時間來編排自己所寫的文章成為資料庫，對我來說它的呈現方式似乎仍零散了些，喜歡看書的我總感覺網路上的文章缺乏了閱讀的「正式感」。

在我的病患族群中，有一大部分平常有閱讀書籍的習慣，為了讓衛教傳遞更順利，一直有一鼓作氣把平常看診有關於「男性學」的東西系統性地整理出來，寫成一本書。剛好出版社編輯看到我與粉絲團、部落格中的粉絲互動不錯，對於普及醫學知識應該有幫助，這本《男人大丈夫：你的小弟弟使用說明書》就這樣誕生了。

男性學屬於私密的範疇，許多人礙於自尊，即使有這方面的問題也不敢求助醫師，反而去尋求網路資訊或是不合法的醫療管道。部分網路內容並非由專業人士撰寫或是具有強烈目的型導向，且所提供的資訊或是販賣的東西對健康有危險性，老高覺得有義務提供正確且安全的訊息。因此本書內容的精神是要讓大家能輕鬆地理解各種不敢開口問的男性學知識：從最基本的陰莖長短、粗細、形狀，以及包皮到底該不該割。接著討論男性們最重視的性功能障礙，包含勃起功能障礙（陽痿）、快槍俠的早洩問題，以及常被人忽略但影響巨大的男性更年期議題，同時，老高也會幫大家釐清許多網路謠言跟錯誤的觀念，讓大家在尋求協助時不再踩雷。

本書可謂是男性的心靈「雞」湯，乃是老高花上數個月的夜晚嘔心瀝血之作。大丈夫是日文發音「沒關係」的諧音，男人大丈夫不只是展現男性雄風的意涵，在這裡更有「男性朋友們，不用感到害羞，老高會把有用、有趣、有料的男性學知識雙手奉上」，請大家安心服用本書。

　　書中所提到的治療與手術部分，是以最新的治療指引與教科書為基準，加上老高臨床上的經驗及近期論文作為輔助，其中觀點可能與醫界其他前輩見解有所出入。但科學乃為典範的轉移，不同的觀點論述代表著醫學界承先啟後的好現象，如果對本書內容有疑義請來信DrBirdking@gmail.com，與老高進行討論。此外，本書所提到的診間故事人物皆以化名呈現，且個人細節均去識別化，絕無侵犯隱私的疑慮。

目錄 CONTENTS

第一章　## 我是小雞雞（Micro GG）嗎？

第二章　## 包皮一定要割嗎？

第三章　**噢買尬，我的 GG 歪一邊**

第四章　蒟蒻佬！硬不起來怎麼辦？

第五章　我不想當三秒膠快槍俠！

第七章　精液不見了，難道是腎虧、縱慾過度？

我是小雞雞（Micro GG）嗎？

　　某大二男同學 A 第一次來到診間，對於剛在社團交到女朋友，脫離單身狗的命運欣喜若狂，但最近有件事讓他耿耿於懷。

　　同學 A：「醫生叔叔，我還是處男，雖然交了女朋友，但我怕我是 Micro GG（小雞雞），上次差點要發生關係時，因為害怕脫下褲子被女朋友恥笑，所以把她推開了，她很生氣問我到底有什麼毛病，還叫我來看醫生。」

　　我：「你怎麼會覺得自己是小雞雞？來，讓我看看。」

　　同學 A 看著旁邊的跟診護理師，臉色一紅：「醫生，不要啦，我害羞。」

　　我：「你不給我看，我怎麼知道長短，難道我有透視眼？我們這邊有圍簾，你不用怕，只有我跟你。」

　　同學 A：「醫生我真的不敢。」

　　由於同學 A 實在太害羞了，於是我請他回去自行拍幾張照片，包含未勃起時小弟弟的照片、勃起時小弟弟的照片，並且教他如何正確測量長度，等回診時把照片拿來給我。

　　（一周後）這位同學拿出自己拍攝的小弟弟勃起測量照片，勃起長度在 13 公分左右，照片看起來一切正常。我告訴他：「你的小老弟勃起後 13 公分，一切正常，看起來精神抖擻，恭喜，你不是 Micro GG。」

　　同學 A：「我看 PTT 跟 Dcard 上面文章都説自己有 20、30 公分，醫師你不要安慰我，我只有 13 公分是不是半殘啊？」

我：「你的老二長度一切正常，跟殘障扯不上關係，網路論壇的文章一堆都是騙人的。陰莖勃起後超過 7 公分就堪用了，你現在最重要的是建立信心，該用就要拿出來用。寶劍不出鞘就是廢鐵，懂嗎？」

同學 A：「謝謝高醫師，這樣一講我就明白，我出運啦，現在我有信心脫下來給你看了。」

我：「先不要！」在迅雷不及掩耳，他脫下褲子，跟診的護理師嚇得花容失色……這尷尬的場合，老高我對這位同學 A 究竟是如何交到女朋友這件事情感到疑惑。

男人什麼都要比，尤其是比老二大小

男人很喜歡比較，什麼都能比：身高、薪資、家世背景、女朋友……，而其中又以對老二的長度特別關注。打開 Google 搜尋，輸入關鍵字「陰莖」，旁邊的建議詞往往會出現「長度」、「增長」、「變粗」等字眼。來到我診間跟粉絲團的朋友們常會問：「醫生，我的雞雞是不是比人家短？」也會有父母帶著小男孩來診間問：「我家的小孩是不是發育不好，雞雞是不是太短了？」男性生殖器的大小長短被認為是男子氣概的象徵，有人認為雞雞的長短跟求偶能力有關，所以對於它的長短大小議題相當重視，在這章老高就來幫大家破解幾個常見的迷思。

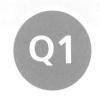 **我的孩子是不是小雞雞？**

　　比大小之前，要先了解陰莖的幾件事。首先，青春期之前，陰莖發育的速度很緩慢且不明顯；到了青春期，因受到男性荷爾蒙的刺激，陰莖的大小就像吹氣球一樣開始長大。因此兒童時期的尺寸大小跟未來沒什麼太大關係。而測量嬰幼兒的方式是在陰莖**未勃起狀態下，將陰莖拉直，從恥骨下緣量到龜頭尿道口的長度**。在青春期之前，陰莖的尺寸只要不是小的很誇張，大多不用擔心。那怎麼樣算是「小的很誇張」呢？短小陰莖的定義通常是低於同年齡正常平均值 2.5 個標準差以下。以下提供幾個關鍵時間給大家參考：

- 新生兒小於 1.9 公分
- 一歲不到 2.2 公分
- 三歲不到 2.4 公分
- 五歲不到 2.7 公分

　　從上面的統計數字來看，可以發現陰莖的成長幅度**在青春期之前成長得很緩慢**，但若真的如以上數字般短小時，建議可找小兒科醫師做評估。陰莖過短可能跟生長激素過低、腦垂體疾病、性別分化異常或是肥胖有關。因肥胖所引起的包埋式陰莖（Buried penis），是因為下腹部脂肪太多，導致陰莖被包裹在油中，因此看起來短小，實際上陰莖長度是正常的。幸好台灣有定期的兒童健檢，生殖器發育異常、太短的問題**大多在健檢時就被發現了**，所以家中有男孩的爸媽們不用太擔心。

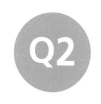 **外國的雞雞都比較大嗎？**

坊間流傳，黑人或西方人的陰莖又大又粗，從各國的謎片來看似乎真有這回事，黑人的尺寸在「視覺上」似乎真的比亞洲人大上許多，許多男性因此感到自卑。不過，事實上真的是這樣嗎？

根據台灣泌尿科醫師前輩的統計，台灣男性未勃起前的長度約是 7 ～ 8公分，勃起後約為 12 ～ 14 公分。而根據其他國家的文獻，各國的統計也大多落在此區間，相差不多，非洲國家的文獻數據也未顯示比亞洲人長。根據目前所有的證據來看，陰莖的長度跟種族沒有任何關係，黑人絕對沒有比較大，我們東方人在這方面真的不需要自卑啊。

老高認為「黑人跟外國人比較大」這種偏見可能來自於選擇偏誤（selection bias）。我們會看到黑人與西方人的雞雞應該都來自於 A 片。外國的 A 片產業興盛，會去拍 A 片的黑人可能本來就比較大，才能「鶴立雞群」，脫穎而出，當上 AV 男優，而有黑人的比較大的錯覺。日本 AV 男優在螢幕上也有不少人屬於「巨根」族群；倘若華人的性與 AV 產業逐漸發達，相信台灣應該也會有不少的「龐然大物」出現。

而有關大小的另一個重要問題就是「**如何測量大小**」。目前文獻所採取的量測方法並不統一，也未使用良好的抽樣統計方法，除非有好的大規模實驗設計，不然要想知道每個族群的陰莖長度，就目前來說是不太可能的。

Q3 要怎麼正確測量陰莖的長度與粗度呢？

❶ 測量陰莖長度

測量陰莖長短時，首先要確認應該要測量何種長度？未勃起前？還是勃起後？測量**勃起後的長度才有意義**，因為勃起後的長度才是拿來使用的。先準備好捲尺，因為陰莖一般有弧度，用直尺容易低估。**長度的量法得從恥骨下緣量到龜頭。**（如圖 1-1）

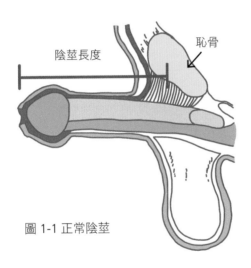

陰莖長度　　恥骨

圖 1-1 正常陰莖

　　坊間流傳：「人一胖，GG 短」，其實這僅是測量上的問題。大肚男的肚子都是油，也就是恥骨上緣都是脂肪，所以陰莖根部在測量的時候容易被埋在肥油裡面，根本量不到。肥胖的男性朋友的陰莖長度很容易被低估，稱作**「包埋式陰莖」**。（如圖 1-2）

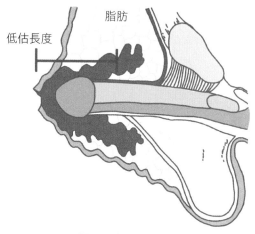

脂肪

低估長度

圖 1-2 包埋式陰莖

❷ 測量陰莖粗度

　　粗度可用捲尺**在勃起時，在陰莖最粗的地方繞一圈測量**。大部分的男性最粗的地方一般是在龜頭。（如圖 1-3）

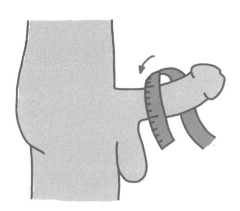

圖 1-3 測量粗度

❸ GG 長度跟身體其他部位的長度大小有關係嗎？

　　網路上有預測陰莖長短的公式，只要輸入身高就能算出長度；有些公式則是輸入手指的長度或是鼻翼的寬度。老高要告訴大家，這些預測公式純屬於趣味性測試，目前沒有任何證據表明**陰莖尺寸跟身體其他器官的尺寸有關係**。老高曾經在粉絲團分享這類的趣味文章，結果有些鄉民看到算出來的長度跟自己實際的長度不同，就寄訊息給我。有的罵我：「這是什麼爛公式，我根本沒這麼短好嗎？」有的十分焦慮：「我的尺寸不如預測的長，我是不是有病？」等等。請記住這是「趣味測試」，只能拿來作為生活的談話內容，沒有任何科學上的根據。下次若再看到網路上有關預測陰莖尺寸的文章，請一笑而過，千萬不要當真。

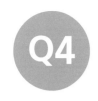

Q4 尺寸大小真的很重要嗎？
長度跟粗度哪個比較重要？

　　尼采說：「對於自卑這種男人病，最好的方式就是找個女人來愛他。」從泌尿科醫師的觀點，「對於自卑這種男人病，最好的方式是幫他變成巨根後，再找個女人來愛他。」

　　關於 GG 尺寸這件事，若從**性**的觀點來說，「**粗度比較重要，長度夠用就好**」。

❶ 粗度比較重要，長度夠用就好

　　為什麼老高說長度夠用就好呢？男女嘿咻時的快感有一大部分來自於陰莖與陰道的摩擦：陰道有感覺的部分只占整體的三分之一左右，**大約從陰道口開始算 7 ～ 9 公分有感覺的神經分布**，再往內延伸就沒感覺了。因此，只要**陰莖勃起超過 7 公分**，能夠達到「摩擦」的效果即可，多出來的長度對達到陰道內快感的邊際效益很低。網路上常常有些文章提及「頂到子宮了」、「或是頂到肺了好厲害」……這些純屬胡扯，頂到子宮根本沒有感覺，頂到肺更是幻想。所以，功能上，只要勃起後能超過 7 公分就足夠了。

　　當我們知道陰道口往內 7 ～ 9 公分有感覺神經分布後，在這區域引發大量的性刺激就變得很重要。陰莖的直徑越粗，越能夠帶給陰道壁更多的刺激。如果陰莖直徑很細，即使長度再長，嘿咻的過程就如同「拿牙籤攪動水桶」般，會令女性不開心；此時，若女方還問了一句，「你進來了嗎？」相信將會大大地重創男性心靈與自尊。

那小牙籤該怎麼辦？還有救嗎？答案是有的，方法還不少呢，在下一章老高會詳細介紹。但是多粗才能令女性滿意呢？我們可以從情趣用品「姊夫」按摩棒來推測。根據過去調查，市售按摩棒賣的最好的，直徑大約在 3 ～ 4 公分之間。**女性對於長期伴侶最鍾愛的陰莖直徑約在 3.8 公分左右**；對於一夜情對象最鍾愛的直徑在 4 公分左右，一樣都是落在 3 ～ 4 公分的這個區間，換算成圓周長約 9.5 ～ 12.5 公分左右，代表這個區間的粗度應該是讓女生最舒服的。太粗的話雖然初次見面時會讓對方驚訝，且陰道有很強的伸縮性，但嘿咻時卻有可能把陰道撐得太大，而無法讓女性有最舒服的感受，因此**陰莖絕對不是越大越粗越好，在適合的區間內就是最好的。**

❷ 對於男性的自尊來說，尺寸很重要！

從傳宗接代的觀點來看，只要能完成射精和傳遞基因，陰莖的大小與性行為的品質都不重要。對醫師來說，若只從功能上來思考生殖器大小對病人的影響，面對男性來診間抱怨老二不夠雄偉時，心中難免會出現「這應該還好吧，大小真的很重要嗎？」「夠用就好吧？」類似的 OS。

不過，人類早就脫離單純傳宗接代便滿足的狀態了，現在要追求的遠不止於此，陰莖的雄偉大大地影響了兩個方面：第一個層面是男性自尊，第二個是性生活品質的提升，也就是男人想同時達到「自己看起來爽，然後用起來也可讓對方覺得爽的狀態」。

■ 提升男性自尊

　　這個部分來自於人天生就有「喜歡比較」的心理。出生時父母會比較孩子的體重、喝奶量，什麼時候開始學會說話、走路等等，有些心急的爸媽甚至會擔心小孩是不是小雞雞。進入青春期之後，陰莖快速發育，小男生對於生殖器開始充滿興趣。國高中時期常會發生一群男生在上廁所時「比大小」，有些被嘲笑陰莖較為短小的同學，若是自信不夠或是對自己了解不深的男孩，恐怕會留下一輩子的陰影。

　　之所以會發生這種事，主要來自許多文化裡的「陽具崇拜」現象。生殖器越大意喻男性越強壯健康，性交時越容易讓女性受孕。生殖器越大的男性可能在部落中越易成為雄性領袖（Alpha man），他們所擁有的自尊與自信相當強大，性伴侶人數也遠高於普通男性。但在現代社會裡，雄性領袖的魅力來自於各種面向，像是鈔票能力（有沒有錢）、外觀（長得帥不帥）、體型（是否夠強壯足以保護伴侶）與語言能力（有沒有一張唬爛的嘴能說服他人），生殖器大小與性能力反而淪為非決定性因素。我們身體大腦跟一萬年前的祖先其實差別不大，刻在基因裡的訊息會暗示我們生殖器大小很重要，所以大家理性上會說尺寸大小不重要，實際上心裡還是相當介意。

　　對某些人來說生殖器尺寸大小代表的是氣勢，比如一群男人約在溫泉袒誠相見談生意，這時如果自己的生殖器看起來很猛、很大，一露便能「雞」驚全場，令人印象深刻。因此，陰莖的大小在許多男性的自尊與社交上扮演著重要角色。

■ 提升性生活品質

　　當陰莖的尺寸夠大夠粗（不是小牙籤），在性交時對於陰道壁能產生足夠的性刺激。在男性奮力地進行活塞運動時，如果對方可以反覆達到「絕頂升天」的高潮，男性不只會擁有摩擦帶來的快感，同時也能感受到「自己服務做得很好」、「自己很勇猛」的成就感；讓做愛這運動不會只有自己一個人爽，而是雙方均達到身、心、靈的升華。

 老高建議

1. 大部分男性朋友的小老弟尺寸都是 OK 的，不需要太擔心。如果擔心
   自己是 Micro GG，請先拿捲尺量陰莖勃起長度，只要超過 7 公分就
   不用擔心，要關注的應該是粗度。

2. 讓女生最舒服的粗度圓周大概落在 9.5 ～ 12 公分，不過這只是大概
   的數值，這還與伴侶的陰道鬆緊度有密切相關，因此老高認為是否為
   小牙籤取決於跟伴侶在性事上的契合程度，如果各位男士無法「填滿」
   伴侶，一直出現陰道比陰莖大一號的感覺，就得找泌尿科醫師檢查看
   看了。

國際盜懶覺集團真的存在嗎？

　　世界上真有「國際盜懶覺集團嗎」？網路平台時常會出現文章說：有人去國外旅行時被迷暈，醒來發現自己的生殖器被割掉了；或是在非洲買東西時，突然間生殖器被莫名的割掉。

　　據聞這是一個神祕的國際犯罪組織「國際盜懶覺集團」所為，被割下來的懶覺會被賣到黑市，作為巫毒祭祀使用或是器官移植。在這裡老高來科普一下，「懶覺」是台語陰莖的發音，「懶趴」是台語陰囊的意思。陰莖是充滿血管與神經的器官，若是沒打麻醉卻不小心劃一刀，便會大噴血跟痛得哀哀叫，因此想在短時間內被人不知不覺地割下來是不可能的。

　　但若是被強迫或是被迷昏後進行手術還是有可能的。陽具崇拜在很多地區都有，是否真的有犯罪集團會強行割除男人的陰莖作為宗教使用，就目前的新聞看起來並沒有任何根據，「國際盜懶覺集團」就當作是唬爛文吧。

　　但是在醫學上，陰莖移植是真有其事。2006 年中國首次嘗試陰莖移植手術，但效果不佳。直到 2017 年美國首次發表陰莖移植成功案例，2018 年在新英格蘭醫學雜誌（NEJM）上發表受傷士兵成功移植陰莖、陰囊與下腹部皮瓣的案例，術後病人對於移植的滿意程度頗高。

　　目前生殖器移植仍處於非常早期的階段，假以時日，待抗排斥藥與手術技術進步，成功移植老二的案例相信會越來越多。不過到時各位紳士就要保護好自己的老二，以免被壞人盜走，拿到黑市販賣了。

陰莖如何增大增粗呢？

Q1 我想「轉大人」，如何從 S 號長大成 XL 號？

　　人類的陰莖到青春期後會再發育完全，在那之後就定型了，想要它長大變長、變粗只能靠外來的方式了。基本上，大部分的男性只要能持續維持硬度，尺寸大小都是堪用的。要增大、增長、增粗都僅是為了滿足個人的**自我實現、提升自尊**與**提高性生活品質**。坊間有許多「偏方」或是錯誤的認知，這些方法很可能會傷身，甚至讓小弟弟舉不起來。下面會跟大家介紹各種陰莖增大的方法以及各種常出現的迷思，提供想讓老二從**小牙籤**變**巨神兵**的男性朋友們一個指南。

❶ 下半身的醫學美容——
注射填充物與異體真皮植入

　　陰莖看起來不夠粗不夠大，想在短時間內變大最直觀的方式就是在陰莖的皮下注射**填充物**，如玻尿酸、自體脂肪、膠原蛋白，或是聚乳酸衍生物等填充物。注射後即可讓陰莖在視覺上變粗變大，和往臉上注射填充物的概念相同，哪邊不夠挺就打哪邊，立即見效，可以將它理解為下半身的醫美微整形（小針美容）。

有些填充物如聚乳酸衍生物，除了可達到短期隆起的效果之外，還會有被身體吸收後造成局部纖維化的反應，即陰莖的皮下組織變硬，最終變成類似結疤的構造。簡易地說就是讓陰莖皮下組織增厚，看起來就像是穿了一層盔甲般，達成視覺上變大的效果。

關於注射填充物有一個重要提醒，這些幫助變粗的填充物一般在 2 ～ 5 年內就會被身體吸收回復原狀，只有少部分能維持效果。對於陰莖粗度很重視的朋友，請務必**定期注射以維持視覺效果**。當然這種方式的好處在於不用開刀，副作用低，效果幾乎是立竿見影。

為了增大，亂打填充物變成爛雞雞

前面有提及部分填充物利用引起局部輕微發炎反應後，使其長期看起來會變硬，但可不是什麼東西都能打到雞雞裡喔。

從上個世紀醫美開始興起時，就有人因想要讓陰莖看起來變硬，異想天開地把石蠟或是矽膠打進去。但這兩種填充物身體無法吸收，組織接觸後會造成嚴重的發炎反應：有些人注射後，GG 發生排斥，整根爛掉；也有人發炎後，GG 整根硬化，無法勃起或是出現劇烈疼痛。最後都需要大範圍清創或是把陰莖整根剁掉，導致以後再也無法勃起。

對於想要接受填充物注射的男性朋友們，首先要尋找合法的泌尿科醫師評估，並且選擇對人體安全無害的可吸收填充物，千萬不要貪小便宜找密醫亂打，抱憾終身。

而這幾年來興起的「異體真皮植入」解決了填充物需要定期注射的困擾。異體真皮取自於（他人）人體的皮膚真皮層，經過特殊的滅菌方式，去除其中的細胞以及可能致病與過敏的物質，保留真皮層的組織架構，柔軟且彈性佳。人體的組織相容也很好，可以幫助植入者的血管與細胞生長，目前已廣泛用於整形與重建手術上。而用在男性的陰莖增大手術，則是將異體真皮與陰莖白膜進行縫合，藉由異體真皮組織的體積達到陰莖增粗方式，其效果也是立竿見影且持久不易被吸收，目前已逐漸成為陰莖增粗的主要手術方式之一。把異體真皮磨成粉後，也有人將其注射進龜頭作為增粗的方式，效果也相當不錯且安全。

　　至於哪些人適合注射物填充呢？首先要了解這是一項「醫美」療程，需要先評估自己是不是真的需要，例如對自己陰莖大小不滿意的男性朋友，或是在某些社交場合需要展現雄風者，藉由注射填充物或異體真皮植入增粗就可在短時間內達到雄赳赳氣昂昂，給「這個人很不簡單」的感覺。以上舉的例子只是想變大的幾種理由，是否真的需要變大變粗，跟每個人的需求與價值有關。

❷ 下半身的鋼鐵人 —— 入珠

　　可吸收填充物因為需要定期注射，異體真皮植入需動刀，對有些人而言以上手術相當麻煩。「入珠」則是個一勞永逸變粗大的方式。顧名思義，「**入珠**」就是將珠狀物植入到陰莖的皮下組織，植入後局部就會非常明顯凸起，同時引起輕微的發炎反應，凸起處附近會變硬，如果一整圈都入珠的話看起來就會如同金箍棒一般。（如圖 1-4）

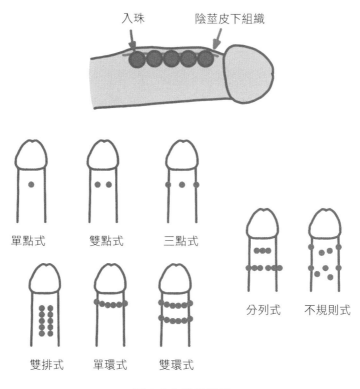

入珠　　　　陰莖皮下組織

單點式　　　雙點式　　　三點式

分列式　　　不規則式

雙排式　　　單環式　　　雙環式

圖 1-4 入珠示意圖

　　有人會問，入珠是什麼？有些人說「**入珠看起來很噁心，奇形怪狀的，怎麼會有人想這樣做？**」但也有此經驗的病人說，他覺得入珠後整個人自信提升了，覺得很滿意；也有些人說他們植入入珠後，性伴侶的感受提升了。

　　現在社會多元開放，有人喜歡用身體的一部分當作展現自信的方式，例如有人喜歡刺青，有人喜歡穿耳環、鼻環或是肚臍環。更有些人為了讓自己長得更好看而去隆鼻，或是為了讓身材更好去隆乳……以上都是個人選擇與展現自我的表現。陰莖入珠跟上述刺青、穿環、五官植入物本質上沒有不同，

老高的建議是應**保持寬容開放的心胸**，接受別人對自己身體的決定。

　　入珠後性能力會提升嗎？目前醫學上欠缺這方面的文獻報導，但根據老高接觸過的男性病人分享的經驗，入珠者本身的體驗是相當不錯的，有些人的伴侶因此對性生活滿意度更高。根據病人所述，突起物對於性交時的刺激有錦上添花的效果。不過也有病人的伴侶因為入珠後產生性交疼痛而要求病人移除。

　　入珠雖然只是表淺的手術，卻並非完全沒有風險，因生殖器本身附近容易藏有大量的細菌，一旦操作不當或是植入物沒有消毒乾淨，反而容易造成感染發炎，嚴重時還可能造成壞死性筋膜炎。老高就曾處理過在坊間入珠後，因無菌技術不良造成嚴重感染，經過大範圍清創，住院好幾個禮拜才恢復，因此，真的有「入珠」需求的朋友，務必找具備「無菌技術」的醫師來操作手冊。

 老高建議

入珠是醫美手術的範圍，要考量的點很多，首先是否真的需要變粗？伴侶能否接受？以及操作者和地點是否合法無菌？是否有糖尿病等容易造成傷口癒合不良的問題，或有沒有人可以處理後續的併發症等等。

❸ 打斷筋骨顛倒勇？—— 陰莖增長術的代價

　　從解剖上來看，陰莖的根部在恥骨下緣，由韌帶連接陰莖根部與恥骨。陰莖增長手術就是打斷陰莖根部的韌帶，釋放陰莖在恥骨下的長度。用一棟大樓做比喻，一座大樓有地上八層與地下兩層，增長的概念就像是把地基破壞，將地下兩層抬上地面，看起來好像從八層增高到十層。有人問，那大樓的地基被破壞了，整棟建築物不會不穩嗎？同理，固定陰莖的韌帶被打斷後，陰莖不就會晃來晃去、不穩嗎？沒錯，做完陰莖增長的病人，**在從事性行為時，陰莖會不穩地前後滑動**。外表上看起來是增長了，但是性行為本身卻變得十分怪異，而且增長的效果頂多 2 ～ 3 公分，老實說，增長效果也不會讓人驚豔。

 老高建議

陰莖增長術的確可以讓陰莖視覺變長，但是效果有限，並且會讓陰莖變得不穩定、晃來晃去，可能會影響性行為的品質。老話一句，增長手術是醫美手術，先想好是否真的需要，如果病人來找老高做增長手術，大概 99% 都會被勸退，因為大部分的人並不是真的需要。如果還是想增長，請先跟泌尿科醫師討論其中利弊，畢竟是破壞性的手術，韌帶打斷後要重新固定並非簡單的事，考慮周全後才不會後悔莫及。

Q2 不開刀，用手法就能幫 GG 變大？

❶ 阿拉伯擠奶法 —— 又快又有效？

網路上盛傳許多用手動的方式來幫助陰莖增長，如「阿拉伯擠奶法」。大致就是在陰莖勃起時將手比成 OK 的形狀圈住陰莖，由根部往龜頭推，將血液從送往龜頭，傳聞可以增長 1.5 ～ 2 公分。這樣聽起來很不錯，對吧。但真的有這麼好的事嗎？網路上看到分享有效的人都有提到，有去擠壓時才有效，只要沒做就會恢復原狀。

其實這個背後原理很簡單，正常勃起時就是靠海綿體充血，用手擠壓其實就是把血液硬擠到龜頭處，龜頭充血更多時當然會更大，量起來更長；但是龜頭膨脹有其極限，最多也就長大 1 ～ 2 公分，跟女性穿魔術胸罩硬擠罩杯有著異曲同工之妙。等到消退後就會恢復原狀，增大只是暫時的。

老高建議

嘗試阿拉伯擠奶法時不要勉強，太用力會造成陰莖骨折受傷，若只是為了短暫的變大而冒著受傷的風險，著實沒有必要。

❷ 修練九九神功──又長又久？

九九神功又稱帝王功或吊陰功，修練方式是將陰莖根部與陰囊用繩子綑綁起來，然後在下方吊著重達數 10 斤的重物，而後漸次增加重量。傳聞修練之後，陰莖可以拉長且性能力會變強，嘿咻的時間可以相當持久。

九九神功的目的應該是有兩個，第一個是拉扯陰莖根部的韌帶，想藉此拉長陰莖的長度。第二個是在修練過程中會用到許多核心肌群的力量，修練者的核心肌群與骨盆腔肌肉為了對抗重量會努力維持平衡。過程中，施力時可以鍛鍊肌肉，這個部分對性能力可能有些許幫助。但是重物的拉扯對陰莖根部韌帶拉長沒有絲毫幫助，有可能會斷裂甚至造成陰莖白膜組織受傷。

 老高建議

九九神功對於陰莖拉長沒有任何幫助，要鍛鍊下半身還有很多種方法，陰莖跟陰囊本來就不是拿來拉扯負重的。因此，為了小老弟的健康著想，建議大家不要去練神功之類的吊陰功。

第二章

包皮一定要割嗎？

　　阿明是三十初頭的工程師，好不容易交到女朋友小萱，順利脫離處男身分。他與女友相當享受魚水之歡的感覺，但最近發生了一件事，讓他與女友的關係降到冰點……。

　　事情始於阿明到南部出差一周後，小別勝新婚，兩人正準備大戰一場。女友如狼似虎地扒開阿明的內褲後，竟然發現一件驚人的事，就是阿明小老弟的包皮變得又紅又腫，而且退下包皮後竟有白色類似膿狀的分泌物，味道非常難聞。女友興致全消，懷疑他出差時找女人亂搞，染上性病導致包皮發炎、惡臭紅腫，……。

　　某天夜診，阿明被小萱壓至我的診間，阿明尷尬地講述著包皮的狀況，並且在圍簾內掏出小老弟來讓我檢查：龜頭跟包皮呈現紅腫狀，沒割包皮，且包皮因為發炎有點難退下，包皮與龜頭間有白色牙膏狀分泌物，應該是包皮垢。

　　老高：「你有危險性行為嗎？」

　　阿明：「高醫師，我真的沒有亂來，我只有跟女友發生過關係。」

　　小萱正站在他的背後，用冰冷的眼神望著阿明。老高看著這對情侶，心想很大的機率是場誤會。

　　老高：「阿明，你那天工作時是不是一直走來走去流了不少汗，下班直接去約會且沒洗澡就直接上陣了。」

　　阿明：「醫師你怎麼知道？」

老高：「我每天閱雞無數啊。你這個只是包皮過長，加上天氣悶熱，所引起的包皮龜頭炎。記得每天都要用溫水把龜頭洗乾淨，加上我開的藥膏，幾天後就會改善了。」

小萱：「有沒有可能是性病？」

老高：「我也同時幫他做性病相關的檢測吧。不用擔心，待會去抽血，帶著藥膏回家擦即可。」

一周後的門診，阿明的包皮龜頭紅腫狀況已經完全消失，但龜頭旁還是有些許的白色粉狀物，所幸性病檢測結果全部陰性。這一次，阿明與小萱的神情不像上周那樣陰鬱。

老高：「這就是很常見的包皮龜頭炎，造成你們誤會的罪魁禍首就是**包皮過長**。」

阿明：「可是以前都不會，為什麼最近卻發生了呢？而且包皮不都是小朋友在割的嗎？」

Q1 包皮是什麼？
有什麼功能？

包皮是**包覆陰莖頂龜頭的皮膚**。

在這之前我們要先來大致認識陰莖的構造，才能知道包皮為什麼重要，以及什麼是包皮過長？還有為什麼會發生包皮龜頭炎？

陰莖主要由三個部分組成：兩個負責勃起的陰莖海綿體與一個負責排尿的尿道海綿體。三者的相對位置為陰莖海綿體位於陰莖的背側，尿道海綿體位於腹側。陰莖海綿體從恥骨下方向外延伸至最頂端成為**龜頭**。龜頭外有一層皮膚，從陰莖的皮膚往頂端延伸，出生時會包覆住龜頭，稱為包皮，包皮就像連帽 T-shirt 一樣套住了龜頭。兩者構造不同，且因兩者的相互關係不同而有不同的組合。

❶ 包皮過長跟包莖有什麼差別？

天然的狀況下，包皮跟龜頭會有下列三種狀況：

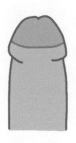

正常包皮

包皮大約位在龜頭一半到三分之一處，勃起之後可以完全露出。

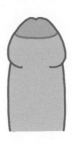

包皮過長

包皮長度比陰莖長，龜頭被包在裡面，僅能露出部分；勃起時包皮會往後拉，使龜頭可以完全露出。

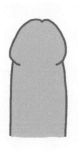

包莖

包皮長度比陰莖長，勃起時包皮退不下來，龜頭完全無法露出。

先來看看以下幾個敘述，各位朋友符合幾項呢？

1. 包皮內有白色的粉狀分泌物
2. 包皮跟龜頭交界處常常紅紅癢癢的
3. 翻開包皮時常有異味
4. 包皮上有龜裂，像火山的傷口

只要有一項以上符合，你很可能就是包皮龜頭炎的受害者。

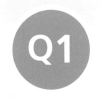 **為何會出現包皮龜頭炎？**

　　龜頭、包皮兩者是不同的構造。包皮有包覆、保護龜頭的效果，但為什麼兩者常常發生衝突，甚至會出現包皮龜頭炎呢？這一切都來自兩種原因，分別是**包皮的原罪**以及**摩擦惹的禍**：

❶ 包皮的原罪

　　包皮的原罪來自於它就是皮膚。皮膚會分泌出油脂與定期脫落角質，油脂與角質的混和物就是所謂的**包皮垢**：它的外觀看起來就像是一大團白色的黏稠分泌物，因此常常被誤認是流膿。包皮垢會在包皮與龜頭間逐漸累積，若此時環境裡含有大量的細菌，包皮垢便成為細菌最好的營養品，而包皮內部就是它們的培養皿。這些被分解的包皮垢和包皮所流的汗，加在一起的味道就會「濃郁」地讓人難以忍受。

❷ 都是摩擦惹的禍

　　包皮過長的朋友們在嘿咻勃起時，必須先將包皮往後拉，使龜頭露出。因為不露出龜頭的嘿咻就彷彿隔靴搔癢般，興奮感會大幅降低。但是若將包皮往後拉出，包皮跟龜頭處會因為長期接觸在充滿細菌的包皮垢中，使兩者處於「**輕微**」紅腫的發炎狀態。在性行為過程中，因陰莖持續地摩擦，包皮與龜頭發炎的狀況會更加嚴重。在發炎同時，包皮龜頭處若有微小的傷口，細菌便會趁機侵入，造成傷口紅腫更為嚴重，這就是常見的包皮龜頭炎。（如圖 2-1）

❸ 嵌頓性包莖

　　若包皮龜頭炎反覆地發生，長期下來，慢性發炎的地方就會逐漸結疤。倘若結疤繞著龜頭形成一個環形之後，就會變成**緊縮環**（constrictive ring），這時的包皮很難推下來，或是將它推下來後難以推回去，往往需要很用力才可以。推不回去時，龜頭會被緊縮的包皮勒住窒息，這種狀況稱為**嵌頓性包莖**（Paraphimosis）；推不回去的包皮會變得更紅、腫、痛，嚴重時還會引起龜頭缺血性壞死。若遇到這種狀況，請不要猶豫，直接到醫院就醫，早點進行割包皮處理，拯救小老弟。（如圖 2-2）

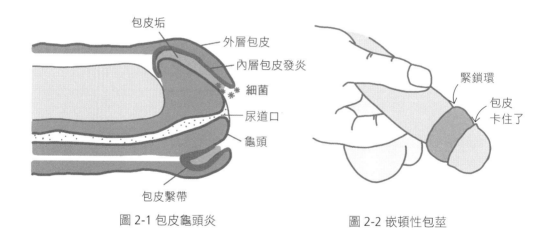

圖 2-1 包皮龜頭炎　　　　　　　　圖 2-2 嵌頓性包莖

 **包皮龜頭炎和糖尿病有關係嗎？**

　　糖尿病已是人類最主要的慢性疾病之一，長期的糖尿病會導致周端血管出現病變，如視網膜病變、腎病變與四肢潰瘍（糖尿病足）、性功能障礙，以及這裡所討論的包皮發炎。

　　包皮處於身體的末端，糖尿病會造成血糖高，使皮膚上的微血管逐漸沉積糖分與蛋白質脂肪的複合分子。這些複合分子會讓皮膚的膠原蛋白與水分下降，彈性和保水性降低，包皮發炎不易癒合；再加上糖尿病患自身的免疫力下降，包皮易受到細菌與念珠菌的感染，傷口多半處於癒合與難癒合之間。包皮發炎時的顏色介於紅白相間（因正在發炎的傷口會變成紅色，已經癒合但結疤的部分則呈現白色），加上出現受到細菌或念珠菌感染的分泌物，使其外觀看起來就像「火山口」一般。

　　反覆發炎的包皮會逐漸攣縮成一個環，這時包皮很難推下來、龜頭出不來，無法清理包皮跟龜頭間的包皮垢，再次誘發包皮龜頭炎，形成一個惡性循環。一般藥膏多為抗生素與類固醇的複方，目的是為了殺菌與消炎，只要擦了藥膏，包皮龜頭炎就會改善。可惜，攣縮的結疤組織無法改善，加上若停下來，包皮龜頭炎很容易再復發。

　　阿嘉是 40 歲左右的男性，退伍後除了工作之外，平常最喜歡的就是大吃特吃，三餐必定搭配手搖飲，飯後甜點天天吃，從不中斷，加上對於運動跟健身這方面完全不感興趣。這幾年體重已經破百，且肚子越來越大，大到遮住了小老弟。近來，小老弟開始出現一些狀況：很容易頻尿，且尿量很大。尿尿的時候包皮有被針刺的疼痛感，內褲上也有黃紅色的分泌物。因為肚子太大看不到小老弟，於是阿嘉拿了面鏡子看看發生了什麼事。一看嚇一跳，小老弟包皮竟然有點泛白，上面還有紅色的裂縫狀傷口，有些許膿流出。整個包皮變得非常緊，完全退不下來，只要一摸包皮就令人感到疼痛不已，於是火速趕到老高的門診求救……。

　　阿嘉：「高醫師我最近一直頻尿而且我的弟弟好痛喔，包皮都推不下來。我沒有性伴侶也沒有打手槍，包皮怎麼會發炎得這麼嚴重？」

　　我看了看他衣服也藏不住的圓滾滾肚子，聽著他的描述：最近頻尿，以及嚴重發炎、流膿的包皮，心中已經有個診斷浮現腦中……

　　我：「有關包皮疼痛的部分，擦藥就可以改善疼痛，但以後一定要割包皮。只是發炎的背後很可能是糖尿病引起的併發症，待會去驗尿抽血檢查。」

　　阿嘉：「糖尿病！醫生，你不要嚇我，我才 40 歲怎麼會有糖尿病？而且糖尿病跟包皮發炎有什麼關係？」

雖然阿嘉滿腹疑惑，卻仍乖乖擦藥、抽血驗尿。數天之後，阿嘉的飯前血糖高達 300 mg/dL（空腹血糖正常值 70 ～ 99mg/dl）、糖化血色素（HbA1c）高達 9.2%（一般正常值 4 ～ 5.6%），已證實有嚴重的糖尿病。擦藥一周後發炎疼痛感消失，但包皮還是很緊、很難推下來。

　　阿嘉得知自己患有糖尿病後相當害怕。針對糖尿病的部分，老高將阿嘉轉至新陳代謝科（內分泌科）處理，包皮的部分先暫緩處理。經過半年的生活型態修正以及糖尿病藥物的治療，阿嘉的體重下降了 15 公斤，肚子大幅度縮小，飯前血糖恢復至正常值內，糖化血色素也降至 5.6%。發炎後緊縮的包皮因糖尿病受到控制，而得以進行包皮槍手術。術後恢復良好，龜頭跟包皮再也沒有發炎。同時歸功於減重成功，阿嘉可以再次看到小老弟，龜頭也再次「重見天日」。

Q3 如何解決糖尿病包皮龜頭炎？

　　要解決惱人的糖尿病包皮龜頭炎，得從兩個方面下手，分別是「控制血糖」與「割包皮」。控制血糖的目的是為了讓周端血管與皮膚狀況穩定，以改善循環，降低發炎與感染。但若發炎攣縮成一圈時就沒用了，必須直接使用包皮環切術將壞掉沒用的包皮割除，僅留下健康的部分，使龜頭再次重新透氣且不易引發感染。

　　這兩者誰先誰後呢？老高的建議是**首先「控制血糖」再「割包皮」**，因為控制好血糖後，包皮附近的皮膚健康程度會得著改善，割完包皮後的傷口也較容易癒合。千萬不要著急去割包皮，急性感染下的傷口很難癒合，反而容易引發更嚴重的感染。

　　看到這裡，大家一定會覺得「包皮」這東西很麻煩，感覺是累贅，如果你們也是爸媽，一定會想不如趁孩子出生時或是在他小時干脆把包皮割一割吧，以免造成未來的麻煩。修但幾類（台語），別衝動，先看完老高談論小孩到成人的包皮演進再做決定。

Q1 小孩陰莖沒有露出來，
怎麼辦？

　　包皮跟陰莖的三種關係：正常包皮、包皮過長、包莖。但其實男孩剛出生時，都是呈現「包皮過長」或是「包莖」的狀態，且會一直持續到青春期之前。自青春期開始因為受到男性荷爾蒙的刺激，陰莖快速成長，龜頭也會長大，包皮與龜頭間的包皮垢分泌亦會增加。

　　在這幾種因素加乘下，龜頭大多能解開包皮的束縛，斷開鎖鍊。超過 90% 的男性都可脫離「包莖」的狀態，達到「正常包皮」或「包皮過長」的狀態。不過大部分父母都不知道：龜頭到青春期後會自然地顯露出來，於是在門診常會焦急地問：

　　「我看到包皮內有白白的東西……（老高解釋：那就是包皮垢），那小孩該不該割包皮啊？」

　　「推開弟弟的包皮時，他都會很抗拒，該怎麼辦？要不要直接割啊？」

　　「弟弟尿尿的時候，包皮會腫一圈，然後慢慢消掉，這會不會有問題啊？」

　　「沒割包皮會不會限制雞雞長大呢？」

　　「聽說割包皮可以降低陰莖癌與性傳染病的風險，那是不是早點割比較好？」

這幾個常見問題，老高來一一解答。

❶ 陰莖的發育跟荷爾蒙有關，包皮極具彈性，絕對不會影響 GG 的發育。

　　幼時孩子多屬於包莖與包皮過長的狀態，加上包皮跟龜頭在孩提時常會有些微沾黏的狀態。當父母想幫忙推開包皮時，可以試著先輕輕地推開，若發現有點阻力就停止，因為青春期後多半會自然地推開。若只差臨門一腳，可以將類固醇藥膏擦在沾黏處，讓包皮變薄，如此會較容易讓龜頭揭開束縛。記得，不要強推，有阻力就停止。如果強推的話容易造成包皮裂開流血，而且會使小孩子有心理陰影。

❷ 小孩子的包皮垢相對乾淨，較不易感染，雖然看起來礙眼，但只要沒感染就可以不用理它。

　　至於，小朋友在尿尿時包皮會腫起來是因為尿液排出尿道口後，會暫時積在包皮內，再慢慢地消腫。一般來說並不會造成泌尿道感染，可以不用理會。

Q2　哪三種人需要在嬰幼兒時期割包皮？

❶ 宗教習俗因素

　　猶太人的割禮是履行與上帝的約、確定猶太人身分、進入婚姻許可範圍的一種標誌。一般在出生時就割了，如果是這種因素就沒什麼選擇的餘地。

❷ 反覆泌尿道感染

　　泌尿道結構有異常的男孩，容易讓細菌在此孳生。若再加上包莖，有時會造成排尿困難，進而導致尿液逆流。同時也會把細菌帶入泌尿道，造成反覆難治的泌尿道感染。割完包皮後，細菌不容易在龜頭生長，泌尿道感染就不容易發作了。

❸ 反覆包皮龜頭炎

　　若反覆發生龜頭與包皮發炎紅腫，男孩會感到不適或出現一直「抓該邊」的不雅動作，割包皮就可以改善這狀況。但如果是因為小男孩經常用手玩弄而導致的紅腫則不在此範圍。反覆龜頭包皮炎有種特殊的情形：包皮、龜頭與尿道開口處呈現結疤、硬化結節的現象，稱作**乾燥阻塞性龜頭炎**（Balanitis xerotica obliterans）。這是種慢性發炎，塗抹類固醇對其改善程度有限；但若置之不理，包皮跟龜頭就會硬化以及使尿道口狹窄，長大後的排尿與性功能都會受到影響，因此，最好的做法是儘快接受**包皮環切術**，以避免疾病惡化。

　　除了以上三種，其他都不需要割包皮，想割就等到青春期後吧。

# Q3 嬰幼兒割包皮手術是否有風險？

過去醫學界的確有人提出，在嬰幼兒時期割包皮可以降低未來陰莖癌的發生率。陰莖癌是非常可怕的癌症，外觀上看起來很噁心且致死率很高，所以很多父母在出生時就決定幫小孩割包皮以遠離這種風險。

不過，陰莖癌是種非常罕見的癌症，一年中台灣的個案還不到 100 人，而且大多發生在老人家身上，因此醫界逐漸傾向對「割包皮能預防癌症」這論點持保守看法。最新的統合分析（Meta-analysis）告訴我們，沒有割包皮的男性終其一生得到陰莖癌的風險並不高，因此在 2022 年的歐洲泌尿科醫學會的治療指引中，不建議為了預防癌症而割包皮。

至於割包皮對性傳染病的好處，過去曾有數篇論文提到，非洲男性割包皮後可以降低 HIV（人類免疫不全病毒）與 HPV（人類乳突病毒）等性傳染病。

之後醫界出現不同的聲音，像曾有人提出美國過去有很多嬰兒割包皮，但 HIV 感染率在發達國家中居高不下；瑞典、日本等國家割包皮的風氣並不盛行，性傳染病的盛行率亦相當低。因此目前仍有許多人認為割包皮對於傳染病的保護效果相當有限，主要還是跟整體社會衛生習慣與性行為保護有關。

因此，基本上嬰幼兒真的不需要割包皮。而且小孩子割包皮並非完全沒有風險，要手術之前都應該先認識手術可能的合併症。

❶ 因為生殖器小，容易誤傷

只要是手術都有風險，割包皮看似是簡單的手術，但太早割包皮隱藏的風險其實不小。新聞偶爾會報導，新生兒在接受割包皮手術時，因醫生技巧不佳，不小心直接將龜頭一起割下，龜頭被割下後就很難接回去了。聽起來很離譜，但是由於嬰幼兒生殖器小，對於經驗少或是眼殘的醫師，很容易大刀一揮造成遺憾，真的「GG」了。

即使安全割完包皮，也不代表一切平安。嬰幼兒割包皮時，有時會誤傷龜頭尿道口與包皮相連處的**繫帶動脈**。這條動脈供給包皮與尿道口的血流，被截斷後使這區域的血流下降，久了就會造成**尿道口狹窄**（Meatal stenosis），進而引發排尿困難或是勃起時疼痛等後遺症。

根據統計，嬰幼兒接受包皮環切術後，尿道口狹窄的發生率大約 10%，這個發生率不低，再有經驗的醫師也很難避免，畢竟每個人的解剖構造有變異，外科醫師多以為可以避開，但血管真的太細了，所以，建議所有父母在手術前都要好好思考可能的後遺症，不然影響到小孩未來的幸福就慘了。

❷ 因為麻醉有休克、過敏發生

嬰幼兒割包皮第二個風險就是「麻醉」。新生兒割包皮的麻醉問題還好，因為手術時間很短而且不太會反抗，往往一點局部麻醉或是不用麻醉，新生兒也不會有手術痛覺記憶，這方面是項優勢。

但若是年紀大一點的幼兒，他們會反抗，很難乖乖配合局部麻醉，為了保證手術的進行，就必須接受全身麻醉。

全身麻醉一般多用在救命、救病的大手術上，因著本身有風險，麻醉後發生休克、過敏時有所聞。為了一個效益有限的手術，而承受全身麻醉的風險似乎不是個很好的決策。

❸ 破壞包皮的「延展性」特性

最後一種風險就是將包皮帶來的「保險」給葬送了。包皮跟其他皮膚有個很大的差異，就是它的「延展性」，這個特性可以讓男性在勃起時不會感到疼痛。例如有人不幸遭受燒燙傷時，包皮的延展性與皮膚的本質可以當作傷口的敷料，保護傷口免受外來細菌感染並且幫助新生皮膚生長。

男性有種先天的尿道發育異常稱作「**尿道下裂**」，簡單來說就是尿道口不在龜頭上，而是在陰莖主幹上、陰囊或是會陰，嚴重的尿道下裂會使尿尿亂噴，造成衛生與生活上的困擾。

為了讓尿道口回復到龜頭上，手術的過程必須用包皮作為尿道重建的材料，如果太早割包皮，會扼殺男孩尿道重建的機會。因此除非必要，真的不需要急著割包皮（再次強調）。

我長大了，終於可以割包皮了吧？

 Q1　青春期後哪些人需要割包皮呢？

割包皮不用急，等到青春期後長大再說。究竟哪些人需要割包皮呢？主要包含了以下幾種類型：

❶ 長大後仍有包莖現象

成年男性包皮分泌的角質與油脂較男孩大幅度增加，加上性行為等因素，包莖的狀態就很容易成為龜頭包皮炎的常客。這時就應該割包皮，讓龜頭出來透透氣。

❷ 陰莖反覆發炎

平時包皮可以被推開清洗，但因為生活習慣或工作的關係，小弟弟可能常常處於悶熱的狀況，每隔一陣子包皮就會發炎紅腫，需要擦藥膏控制。為了一勞永逸，割包皮能夠改善其生活。

❸ 糖尿病引起的包皮龜頭炎

由於這是反覆發炎的嚴重類型，不進行手術的話，最後包皮會潰爛結疤，引起龜頭卡住或是再度陷入包莖的狀態。對於這種病人，割包皮是必須的。

❹ 陰莖清潔不佳

原本若只是包皮過長，只要不常發炎就不需要處理。可惜，部分男士平時懶得清潔包皮垢，導致產生異味，造成親密行為的滿意度下降。嘿咻時，撥開包皮看到龜頭上覆蓋著包皮垢，同時散發著**濃郁**的尿騷味。在這種糟糕的環境下，伴侶很容易慾火全無，甚至把男生趕下床。因包皮太臭而分手也時有所聞，為了讓伴侶有好的性體驗，這時候割包皮就是改善關係的好方法。

❺ 加強陰莖美觀

過長的包皮會使陰莖看起來垂頭喪氣，視覺上會讓人誤以為陰莖較短。若割包皮後，龜頭會直接露出，視覺上龜頭跟陰莖的皮膚會出現「有層次」的效果，看起來較有精神而且比較長。

Q2 刀與槍的對決——
傳統割包皮與新科技包皮槍

　　割包皮有許多種方式，目的在於使陰莖未勃起時就能讓龜頭露出，手術需要把過長、發炎過的包皮切掉。雖然傳統割包皮的方法有許多種，但絕大部分都是「包皮環狀切除術」。這裡會介紹傳統包皮環切術與這幾年很夯的包皮槍手術。

❶ 傳統包皮環切術——兩個環的相遇，切割、止血、縫合

　　傳統割包皮手術有很多種開法跟流派，此處以較常使用的方式作為解說，其他開法核心概念相同。

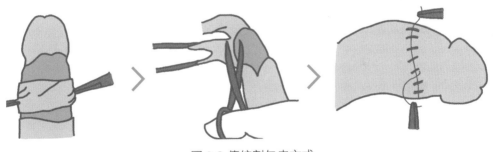

圖 2-3 傳統割包皮方式

1. 首先在陰莖根部進行局部麻醉神經阻斷，有時會在包皮上進行局部麻醉加強。

2. 接著在包皮的遠端跟近端，沿著陰莖的圓周畫出兩個環。要切割的包皮就在這兩個環內，必須用手術刀在這兩個環切割至皮下組織。如果包皮太緊推不開的話就會對背側的包皮進行縱向切割，讓龜頭露出。

3. 之後將兩個環之間的包皮與皮下組織進行分離。因為包皮下的血管豐富，分離的過程中會流血，這時需要止血的器械，如電刀或是雷射來輔助。

4. 取下包皮後再將兩個環縫合在一起，手術後以紗布包紮與彈力繃帶加壓止血。

5. 傳統割包皮耗費的時間大約在 30 分鐘左右，基本上是個簡單的手術，不需要住院。但術後的疼痛感會持續 3 ～ 5 天，一周內儘量不要進行激烈運動。縫合傷口時一般會使用可吸收的線（俗稱肉線），不需要拆線，在傷口癒合過程中會自然脫落。

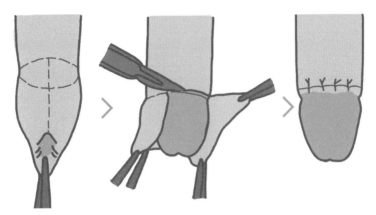

圖 2-4 傳統割包皮之二包皮太緊時的割法

1. 傳統割包皮就三個步驟：切割、止血、縫合。現代人割包皮的方式跟三千年前埃及人所進行的方式沒有太大差異。不過傳統割包皮雖然看似簡單，其中還是有需要留意的地方。

「切割」其實很考醫師的經驗，要切割的包皮長度該怎麼選擇？切太短的話，術後還是會有包皮過長的問題，有開跟沒開差不多；切太多的話會造成勃起時拉扯疼痛。再者，兩個環是否對稱？縫起來是否能接得剛剛好？這些都跟術後的美觀有很大的關係。

2. 傳統割包皮的另一個考驗就是止血。切割包皮很容易流血，這時需要器械來輔助止血。一般常用電刀來控制出血點，這種方式簡單有效，但是會出現兩個問題，第一個就是電刀止血的原理跟烤肉差不多，將血管燒掉時，同時也會燒到附近的皮下組織；術後燒灼處會造成組織水腫，這就是傳統割包皮手術後疼痛的主要來源，而且會持續很多天。因此會建議病人術後要休息幾天或是僅從事低強度的活動，因為有病人說痛到要「升天」。

   另一個問題是電刀止血時，會有少量的電流經過陰莖。包皮離陰莖背側的神經相當近，很容易在止血時誤傷，**術後易有龜頭麻木或是勃起功能障礙的疑慮。**

3. 為了因應電刀帶來的術後水腫與神經傷害的疑慮，雷射割包皮就成為替代方案。雷射直接發射能量進行包皮切割與止血，完全沒有任何電流，因此沒有傷害神經的疑慮。但雷射畢竟是能量，雖然可以精準地止血，卻無法避免傷害到皮下組織，儘管比電刀止血好，還是會發生術後傷口水腫疼痛的狀況。

❷ 包皮槍 —— 快狠準，切割、縫合同時完成

　　因為割包皮費時，過去就已發明器械來進行割包皮，可惜的是效果不佳或操作不順手。包皮槍是基於過去器械的基礎上改進的，操作原理是直接在包皮上進行兩個環狀切割，切割完畢後立即用釘子將兩個傷口縫合起來，因為切割與縫合幾乎同時進行，包皮上的血管被切割後，立馬被縫合，因此可以把包皮槍理解為「**環狀的切割器**」加上「**訂書針**」。**流血量幾乎可以忽略不計**，因此省去了止血的步驟，速度非常快。（如圖 2-5）

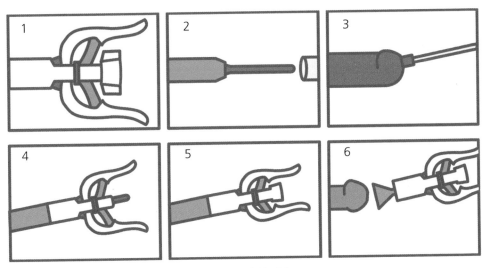

圖 2-5 包皮槍手術

開完刀的包皮，其傷口會有一圈釘子與膠圈（因廠牌不同而有差異，有些廠牌沒有膠圈），露出頭的龜頭樣子跟「奶油獅」非常相像。

因沒有能量經過包皮，術後水腫與疼痛的程度相較於傳統割包皮降低很多。一般開完刀就可以回去上班，絲毫不影響生活。然建議開完刀後至脫釘前都不要有性生活以免影響癒合。

包皮槍雖然手術速度快、流血少、疼痛低，但也不是沒有缺點，最常見的問題是**術後脫釘**的問題。傷口由金屬釘縫合在一起，不會被身體吸收，因此當傷口癒合時，會把縫合釘從表皮排出，只要每天按時換藥，對傷口有足夠的刺激，一般在術後 2 ～ 3 周，釘子就會自行脫離。少部分人在換藥時沒有做完整的清潔，傷口處癒合不良，釘子無法被表皮排出，久了就會卡在肉裡。這時需要用鑷子來拔出釘子，過程對病人來說相當不適，因此，建議接受包皮槍手術的病人，術後每天至少換一次藥，清潔用棉花棒或細毛牙刷對傷口進行足夠刺激，幫助脫釘。

冷 知 識　市面上各種廠牌包皮槍

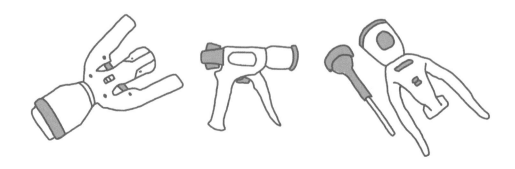

老高建議

根據老高開過近百台的包皮槍經驗，最快全部脫釘的紀錄是一周。

有位年輕病人來割包皮的原因，是被女朋友嫌棄包皮太長、不美觀。接受包皮槍手術後，小哥每天都很認真換藥，傷口癒合很快。就在開刀滿一周時，女友慾火難耐，小哥禁不住誘惑，就帶著如「奶油獅」般的小老弟上陣。翻雲覆雨後，小哥與女友得到了滿足，同時也驚嚇地發現包皮槍的釘子與膠圈全部脫落。再回診時，老高雖很滿意病人傷口恢復狀態，也稍微數落了一下病人：告訴他跟女友應該要忍住，等到釘子脫離才能做壞壞的事。

這件事告訴我們，只要清潔做的好，並且給傷口的釘子足夠的刺激，提早脫釘是可能的。不過小哥應該是身體素質天賦異稟，傷口癒合比一般人快，大家千萬不要學，太早愛愛反而可能把傷口撕裂。

第三章

噢買尬，我的 GG 歪一邊

　　有天診間來了一位 20 歲初頭、身材高挑的精壯帥哥，目測應該有 190 公分，五官稜角分明，就像是從韓劇走出來的歐巴。當他進入診間時，跟診的護理師姐姐忍不住讚嘆了一聲。老高心想這位小哥會有什麼問題來看泌尿科呢？難道是性伴侶太多，不小心花柳病中標嗎？還是有結石問題？

　　老高問到：「請問歐巴，啊，不是……請問先生有哪裡不舒服嗎？」

　　韓系歐巴：「醫生，我想要做愛！」

　　老高大吃一驚回答：「先生，醫院沒有提供這種服務，正當的途徑應該要上交友軟體找或是交個女朋友，或是你可以去其他地方……」跟診的女同事露出吃驚與鄙夷的表情。

　　韓系歐巴連忙揮手表示：「醫師你誤會了，我的意思是我的弟弟有問題，害我一直不敢做愛……所以想找醫師幫我解決問題。」

　　老高：「來，內褲脫下來讓我看看。」檢查一番後，除了包皮過長一點之外，生殖器沒有長任何奇怪的東西，也沒有流膿，看起來一切正常。我接著再問：「勃起時有什麼問題或是困難嗎？」

　　韓系歐巴說：「沒有勃起困難，但是勃起時弟弟會歪一邊。」接著他拿出手機展示他的弟弟勃起照，由上往下看時一切正常，但從側面看，勃起的弟弟並非呈一直線，而是像金牛角一般像上彎。他繼續說：「這樣子彎曲，嘿咻的時候我都不敢放進去，我怕會痛還會斷掉。」

老高我看了照片之後陷入沉思，韓系歐巴焦急地問：「醫生我還有救嗎？我這輩子還有機會做愛嗎？」

我：「你這彎曲的型態跟角度完全不用處理，而且彎曲弧度剛剛好，是屬於天賦異稟的『龍抬頭』。相信我，你儘管去做愛，不會有事的，但儘量使用傳教士體位，這樣對方的滿意度會更好。兩個月後回診，來報告你的嘿咻體驗。」

兩個月會回診，韓系歐巴整個人春風得意地走進診間，報告他這陣子狀況：「高醫師，嘿咻的時候真的完全不會痛耶……而且……」韓系歐巴突然頓了一下，臉色一紅繼續說：「醫師，你怎麼知道傳教士體位會特別厲害？」

老高我：「因為天生我雞必有用。沒有不能用的雞，只有不會用的人，交給專業，帶來奇蹟（雞）。」

　　要知道自己是否「偏雞」，需要各位男士從正上方往下看，以及從側邊兩個角度來衡量，看看小老弟勃起時是**左宗棠**（往左偏）、**于右任**（往右偏），還是**蔣中正**（在中間）？根據莊豐賓醫師對台灣男性的研究，在勃起外觀的統計中，從上往下看呈現一直線者約占 89％，往左彎的約占 10％，往右彎的約占 1％。從旁觀測勃起狀態，呈現一直線者約占 87％；往上彎者約占 10％；往下鉤者約占 3％。根據此研究推論大部分人的 GG 應該都是「**不偏不倚**」的。

Q1 「偏雞」是天賦異稟嗎？

　　大多數人的陰莖都是呈一直線、不偏不倚的。嘿咻的時候大多可以長驅直入，但是有些「偏雞」的朋友會感到自卑，覺得自己與別人不同，而且會擔心放不進去。其實，這個顧慮大多是多餘的，只要**不是大角度的陰莖彎曲**；因為陰莖勃起後有彈性，只要稍微喬一下姿勢，**頭過身就過**。大部分偏雞在嘿咻時是不會有困難的，而且還可能帶有意外的好處，這主要跟女性陰道內的神祕敏感地帶有關。

　　一般在嘿咻的時候，「不偏不倚」的小老弟只能直進直出，很難直接刺激到 G 點。如果要刺激到 G 點，男生就要喬好姿勢，讓陰莖進出陰道時呈現一個角度，即讓龜頭可以直接頂到 G 點，並足以讓女性感受到「絕頂升天」。但是這個需要良好的技巧與強大的體力，沒有練過很難整場持續嘿咻，所以愛情動作片裡的**金手指**前戲，某種程度也是在補足 G 點的刺激量。

　　「偏雞」的朋友們卻是大大吃香。當陰莖天生**往上彎「龍抬頭」**時，只要採取**傳教士體位**，龜頭便會直接刺激到 G 點，使得嘿咻事半功倍，不用太累就可以讓女方心滿意足。同理，**往下彎的朋友在「狗狗式」的體位反而比較吃香**。往右或往左側偏的朋友則是在**「側躺背後式」的體位占盡優勢**。所以偏雞的朋友們不用感到自卑，你們在某些體位上可是性愛的王者啊！（如圖 3-1，還有許多變體請各位朋友自行發揮。）

　　有人問偏雞會不會是種疾病，才導致偏向一邊。老高告訴大家不用擔心，大部分的人彎曲都是天生的，這跟白膜的背側與雙側的伸展係數與長度有

關，就像是每個人的左手跟右手的長度不同是一樣的，可以視為正常的狀況。**陰莖彎曲無所謂，只要放得進去，且嘿咻時不會感到疼痛，就完全不需要矯正治療**，男人也不需要感到自卑。

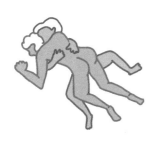 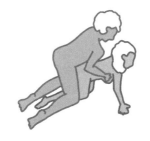 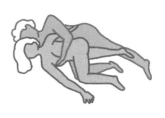

傳教士	狗狗式	側躺背後式
適合陰莖	適合陰莖	適合陰莖天生往右
天生往上彎的朋友	天生往下彎的朋友	或往左側偏的朋友

圖 3-1 適合「偏雞」的體位

 老高建議

大部分的陰莖彎曲都不需要治療，只要稍微喬一下姿勢就可以正常性交，並且可以根據自己彎曲的方向選擇最適合的姿勢。

冷知識 G點真的存在嗎？

　　這神祕敏感地帶江湖人稱為 G 點，大約位置在陰道前壁上，緊鄰著膀胱。最初來自德國婦產科醫師葛雷芬柏格（Ernst Gräfenberg）發表的一篇論文，裡頭提及陰道前壁富含感覺神經而衍伸出此概念，G 點（G-spot）的名稱來自於 Gräfenberg 的 G。之所以被稱作「**神祕**」，是因為這裡的陰道壁在結構上跟其他陰道壁並無明顯不同，神經分布也沒有特別。但過去許多研究指出：女性在觸碰陰道前壁時會有欣快感。有學者提出 G 點可能是指由陰蒂的感覺神經往陰道前壁延伸的部分，但目前還提不出解剖學上的證據。但根據英國的大規模問券調查，有超過一半的女性認為自己確實存在 G 點。

　　而這個神祕的 G 點是被「發明」出來的？還是真實存在？目前的科技方式尚無法檢驗出來，仍爭論不休。其概念就像中醫的穴道與針灸，若以西醫的觀點來看是不存在的，但在某些病人身上確有療效。而老高以泌尿科醫師的觀點來推論：G 點的存在可能跟陰道前壁與膀胱相連有關。在大部分的愛情動作片當中，AV 男優幾乎都會用「**金手指**」幫女優們服務，手指刺激的點剛好在陰道前壁 G 點的附近，這種特殊的性刺激來自於男優「閱人無數」後得出的共同技巧。而被金手指服務過後的女優最後都會潮吹，醫學上稱作高潮尿失禁（Coital incontinence），即因為性興奮導致膀胱強烈收縮的尿失禁。因此，G 點的敏感可能來自於陰道壁與膀胱之間的神經刺激導致性刺激與膀胱收縮感。在大量愛情動作片與各種鄉野調查的實證下，儘管沒有解剖學上的證據，但許多女性都感受過 G 點的威力，老高偏向 G 點確實存在。

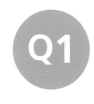 大角度的陰莖彎曲的
成因是什麼？

　　小角度的陰莖彎曲不用治療，那要彎到什麼程度才需要處理呢？答案是只要**阻礙到性行為與嘿咻時會感到疼痛**，病人就需要治療。大角度的陰莖彎曲成因分成兩種：天生的與後天造成。

❶ 先天的大角度陰莖彎曲

　　天生的是因**陰莖白膜發育不對稱**所造成，小角度的視為正常，大角度的才需處理，有時會伴隨一些生殖器發育的異常。

　　這種天生的大角度陰莖彎曲屬於少數，一般在嬰幼兒做身體檢查或是到青春期就會發現，手術處理後大多能恢復正常。

❷ 後天的大角度陰莖彎曲

　　大部分需要處理的案例都是**後天**引起的，跟先天最大的差別是後天所造成的陰莖彎曲能摸到**硬塊**，這種疾病稱為**「佩羅尼氏症」**（Peyronie's disease）。

　　然而陰莖發育得好好地怎麼會出現硬塊呢？這些硬塊是陰莖白膜的纖維化，也就是結疤，表示**陰莖曾經受過傷**。什麼時候陰莖可能會受傷呢？答案

是在勃起時發生了外力的衝撞。外力的衝撞最常發生在性行為時，例如勉強嘗試奇怪的體位、或是嘿咻到一半時陰莖不小心滑出來。當下可能沒什麼感覺，但這時白膜上面已經出現微小的裂痕（Micro fracture）了，接著白膜的裂痕會修復變成微小的疤，如此經年累月，小型的疤就會逐漸變成硬塊。

有些人在白膜上的裂痕所引發的纖維化會緩慢持續地進行，使得硬塊越變越大。再加上病人如果有糖尿病或是結締組織疾病的病史，硬塊的狀況就會變得更加嚴重。

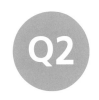

Q2 硬塊如何影響勃起，造成偏雞呢？

　　有些人會誤以為，「陰莖不是越硬越好嗎？有硬塊不是比較好嗎？」這邊的硬塊指的是結疤的組織，跟陰莖充血後的硬塊沒有關係，然而這個硬塊會改變陰莖勃起後的方向。

　　陰莖白膜是充滿延展性與彈性的結締組織，海綿體充血後會拉開白膜，使白膜被撐開來，平常所謂的硬梆梆就是由此而來。但佩羅尼氏症所引起的硬塊是疤痕，沒有任何的延展性，勃起時無法拉開此處的結疤，此時硬塊疤痕會拉住附近的白膜，但對側的白膜卻可正常伸展；因此這一端的勃起長度會比另一端短，陰莖會往患側（硬塊處）彎曲。（如圖 3-2）

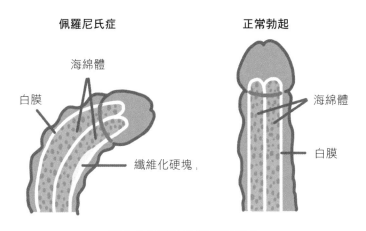

圖 3-2 佩羅尼氏症引起原因

　　若只有小硬塊時，其實不會有什麼太大的影響，頂多就是陰莖稍微彎曲而已。硬塊越大就越容易拉扯附近的白膜，勃起時的彎曲程度就會越大。直

到彎曲程度過大，陰莖進出陰道會感到疼痛，甚至無法進入，無法進行性行為，最嚴重甚的時候至一勃起就會感受到拉扯的痛感。

那麼硬塊會不會消失？陰莖彎曲會不會自然變直？硬塊就是疤痕，自然消失的機率微乎其微，陰莖彎曲也不可能自然變直，唯有靠治療才能改善。

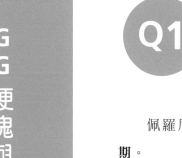

Q1 佩羅尼氏症的階段不同，
治療策略是否也不同？

佩羅尼氏症分成兩個階段──**急性期**與**穩定期**。

急性期時，白膜正在發炎且硬塊處會出現疼痛。這時硬塊處會隨著時間越變越大，陰莖彎曲程度在急性期也會越來越嚴重。穩定期時硬塊大小、陰莖彎曲程度與勃起疼痛趨向穩定。

兩個時期的治療策略完全不同，因此，治療陰莖彎曲是急不得的，最重要的是做好判斷目前是哪種狀況。

❶ 急性期

這時期的治療重點在於**緩解疼痛**與**避免硬塊變大惡化**，其治療的目的就在「硬塊」。

由於急性期的硬塊正處於發炎狀態中，以前認為用來抗發炎類的藥物、抗氧化劑，甚至是抗癌藥物等，在理論上雖可以減緩硬塊的產生，但實際上**對於硬塊效用不大或是其副作用太大**。口服藥物不建議使用，只有非類固醇類止痛藥（NSAID）可用在急性期，減緩疼痛。

單純吃藥派不上用場，直接對**硬塊**下手則是另一種治療切入點。目前在急性期有效的作法是，在病灶處注射玻尿酸，會有疼痛感明顯改善、硬塊變小與彎曲角度改善等效果。而在其他病灶處注射抗發炎藥物，如類固醇等，則沒有任何效果。

在急性期還要注意：就是**不要再對陰莖做任何的刺激傷害**。儘量不要進行性行為，也不要試著用手把彎曲處矯正回來，這樣做反而會使發炎變得更佳嚴重。

❷ 穩定期

穩定期是讓雞雞變直的決勝時刻，它可幫助男性回復性生活，且不再感到疼痛。這時治療重點有兩個，分別是**消滅硬塊**與**截彎取直**。

■ 消滅硬塊

硬塊不會平白無故消失，最常使用的化學方法是在病灶內注射膠原蛋白酶。這些膠原蛋白酶是由細菌分泌出來後提煉出，這種酶會溶解膠原蛋白（即硬塊的成分）。因此注射之後，硬塊會軟化變鬆，然後逐漸變小。陰莖拉扯的力量漸少後，勃起的疼痛感跟彎曲程度就會有非常明顯地改善。化學溶解的好處是不用開刀，只需要局部注射，但耗費時間長，**只能部分溶解硬塊**。陰莖彎曲程度可改善但無法完全變直。

■ 截彎取直

這是手術方式,得分成截彎跟取直兩部分來看。

截彎就是把這個惱人的陰莖硬塊直接切掉,切割後原本硬塊處會留下缺陷,再以有彈性的移植物作為陰莖白膜的替代。這個移植物不能隨便亂用,必須要跟人體相容且其延展性佳、夠強韌;一般會用自身的筋膜、其他動物的心包膜(已經消毒過的)或是某些合成的材質。(如圖3-3)

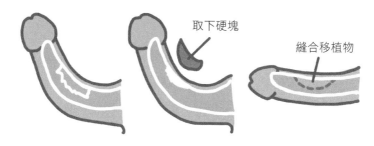

取下硬塊

縫合移植物

圖 3-3 截彎取直手術截彎部分

■ 這些材料畢竟不是真的陰莖白膜,重新修補後,勃起狀況還是有可能偏向某一邊,這時就需要進行手術的另一部分 —— 取直。

取直叫做「**白膜摺疊術**」,原理很簡單,當勃起發現陰莖彎曲,就在彎曲的對側,測量好要對縫的兩側位置。然後將選擇好的白膜對縫,原本彎曲的陰莖就變直了。不過實際上沒這麼簡單,在手術過中需要縫很多針做微調,才能真正變直。(如圖3-4)

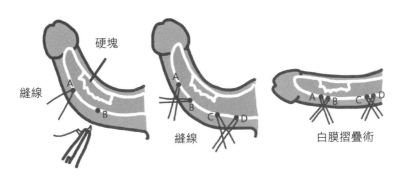

硬塊

縫線

A

B

縫線

A

B

C

D

A B C D

白膜摺疊術

圖 3-3 白膜摺疊術

■ 截彎跟取直是兩種不同的手術

實際上截彎比取直手術難。截彎需要進行切割跟縫合，過程中需要將陰莖的血管神經分離，且切割硬塊時容易傷到底下的海綿體，要有相當精細的技巧。縫合白膜替代品時也得相當精密，避免勃起後洩漏造成陽痿，老高認為截彎與取直難度比大概是 10：1 吧，手術時間也是 2 ～ 3 倍以上。

陰莖彎曲手術應該如何選擇？

老高就經驗來看，這得依狀況分成兩種：

❶ 硬塊大小普通，彎曲角度沒有到非常誇張的程度

這時只需要做**白膜摺疊術**：其手術流血量少、手術時間很短，而且陰莖很快就可以變直。但白膜摺疊就像將一張紙對折後釘起來，變成半張紙，可預想到術後陰莖必定會變短，一般會短個 1 ～ 2 公分左右，所以接受手術前一定要有正確的認知，「雞雞會變直，但同時也可能會稍微變短」。不過只要勃起超過 7 公分，多的長度對於嘿咻的影響不大，所以稍微變短一些應該是可以接受的。

❷ 硬塊太大導致陰莖彎曲角度太大

陰莖若是長的像閃電標誌一樣時，就一定要做**截彎**加上**取直**。只做取直手術，張力會太大，勃起時陰莖會縮短很多亦會疼痛。因此得加上**截彎**手術，術後不僅可以釋放張力，陰莖長度不會縮短，勃起後陰莖角度亦可恢復正常。但此手術複雜度、流血量、花費跟術後可能產生的併發症也會上升。

Q3　不想注射也不想動刀，還有其他方法嗎？

❶ 低能量體外震波治療

　　因為佩羅尼氏症大多發生在中老年男性，這些病人朋友們有部分性生活的頻率較年輕時降低許多，甚至沒有，那就會有人問「我已經沒有性生活了，只是單純地想降低疼痛感跟稍微改善角度，不想要在陰莖上注射藥物或是開刀，請問還有其他方法嗎？」

　　改善佩羅尼氏症硬塊引起的疼痛，非侵入性的治療目前有「低能量體外震波治療」可以選擇。低能量體外震波的原理是利用探頭貼近硬塊，由探頭發射出低能量的震波，藉此刺激硬塊附近的血液循環並且刺激血管新生，藉此調節局部的發炎反應，而發炎反應改善後就能減少疼痛感，臨床上低能量震波也的確大幅度改善了硬塊引起的疼痛。但震波只能改善硬塊旁的血液循環、減少疼痛，但是硬塊已經是結疤的纖維組織，裡面沒有血管，是「木已成舟」，震波無法對硬塊本身造成任何效果，因此對於改善彎曲角度基本上是沒有任何效果。

　　老高的建議是如果是症狀治療、改善疼痛，低能量體外震波無侵入性、不需住院且治療時間短，是個非常好的治療選項，但要注意其無法改善角度的缺點。

❷ 牽引治療

剛剛提到低能量體外震波只能改善疼痛，診間病人就詢問：「那我可不可直接用手把它扳回來？把小老弟扳直。」這種扳直的方式臨床上稱作牽引治療（Traction therapy）。實際上治療很少用手直接扳的，而是使用器械固定陰莖的根部與遠端或龜頭處，藉由器械的逐步調整張力將陰莖拉直。

在一些研究指出，這種牽引治療的確可以改善些微彎曲角度。平均改善幅度約 12 度，並且能稍微增加陰莖的長度約 1 公分，一般還會同時搭配上助勃的藥物與真空吸引器來加強改善彎曲的效果。

雖然這個牽引治療看起來很不錯，但在臨床上真正使用的人不多，主要的原因就是「痛」與「費時」。在牽引的時候，拉扯硬塊附近的白膜所引發的疼痛，對於病人來說就像經歷滿清十大酷刑般，而且研究指出一天要牽引好幾個小時才會有效（至少每天 3 ～ 8 小時），病人感覺又痛又久，沒幾個人可以承受的了。

有人會問那徒手來矯正行不行呢？老高強烈建議不要，首先牽引每天要花上好幾個小時，若採徒手矯正，恐怕陰莖彎曲還沒矯正，手就廢了。其二，萬一徒手矯正力道控制不當的話，反而會造成更大的創傷，使陰莖彎曲更嚴重。

老高的建議是，關於牽引治療，一定要找專業的醫師進行諮詢並安排調整器械，並且病人必須能夠長期忍受不適，以上兩點都符合了才適合進行治療；如果病人無法忍受就算了，放棄吧，再跟醫師討論重新思考手術選項。

老高建議

佩羅尼氏症造成的陰莖彎曲其實並不少見，只是這件事情多半不好意思找醫師諮詢。很多時候都得等極度鬱悶或是被伴侶強壓，才願意來看診。治療上有許多方式可以延緩惡化、改善疼痛，而且現在還有注射劑可以用來改善彎曲角度。手術後，病人大多可以恢復正常的性生活，變回一條活龍。因此，老高建議若有陰莖彎曲狀況請及早就醫，讓你不再「**不得其門而入**」。

　　某個值班的深夜，急診一通電話：「高醫師，有個先生他⋯⋯，該怎麼說呢？他的陰莖變成茄子了。我們需要您來評估一下。」

　　帶著睡意，我火速趕到急診，看到一位中年大叔躺在床上，旁邊坐著一位年輕妹妹。做完詳細的身體檢查後，我發現這位大哥的小老弟整根腫起來，陰莖出現大量皮下血腫，外觀呈現紫黑色，看起來就跟急診室醫師所描述的一樣，像根茄子似的。並且陰囊與下腹部都出現了皮下瘀血，我用超音波來檢視發黑的陰莖與陰囊⋯⋯

　　老高：「請問雞雞變黑前，有發生什麼事嗎？」

　　中年男子：「呃⋯⋯我半夜起來上廁所不小心滑倒，然後小弟弟撞到馬桶。我家的馬桶特別硬才會變成這樣。」年輕妹妹在一旁努力地憋笑。

　　老高聽到這裡，已經大概知道發生什麼事了。於是藉故請年輕妹妹幫病人拿抽血與驗尿的試管，支開她，好讓病人吐露難言之隱。

　　老高：「好了，你可以說實話了，這絕對跟馬桶無關，別亂牽拖。」

　　這時，這位先生才緩緩說到，剛剛進行性行為時，一時太激情，女方爬到上方動作，由於動得很厲害，做到忘我時突然聽到啪一聲，他感到一陣劇痛，往下一看小老弟消風了，而且慢慢變成紫黑色。他怕出大事就趕快來到急診。

我用超音波再檢查一次，在超音波底下看到皮下出現大量血腫，白膜在陰莖左側出現了不連續的平面。

　　老高：「陰莖變成黑色是因為陰莖骨折後，海綿體裡的血流到皮下。剛剛在超音波底下看到白膜有一處破裂，這個要趕緊開刀，不然之後可能會變成不舉。」

陰莖會骨折嗎？

Q1 嘿咻太用力，陰莖也會「骨折」嗎？

❶ 未勃起充血時

　　人類的陰莖沒有骨頭，平常未勃起充血時，陰莖的白膜就像紙一樣柔軟，怎麼折怎麼彎都沒有問題，尿尿的時候甚至可以甩老二就是這個道理。

❷ 勃起海綿體充血時

　　但勃起時陰莖海綿體充血，白膜會被撐開而變得硬邦邦，這時陰莖很難晃來晃去，只要有外力撞擊，陰莖白膜就像玻璃般很容易破裂，因此承受外力撞擊時，陰莖真的如老子《道德經》所說「**柔弱勝剛強**」。

❷ 陰莖容易受到撞擊的狀態

　　在什麼時候陰莖勃起時容易受到撞擊呢？答案是性行為採取「女上男下」的體位時。這種狀態主要是由女性上下移動，坐下時會帶動上半身的重量，因此男性會陰部所承受的撞擊會比其他體位還要多。採取這種體位時，陰莖如果能正常進出陰道，撞擊則不會有什麼影響；但是，若**用力方式錯誤**，例如嘿咻太嗨時突然想改變姿勢，這時陰莖與陰道

可能因不在同一條直線上，一旦坐下去，
陰莖立馬得承受女生上半身帶來的衝擊，
即陰莖白膜在繃緊的狀態下承受了強大
的**橫向硬力**，就像用**手掰斷小黃瓜似的**，
陰莖可能立刻被掰彎。（如右）

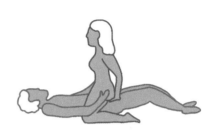

　　這時會發生兩件事情，首先會聽到「趴」的一聲，這個巨響來自於陰莖
白膜的破裂，也就是俗稱的「**陰莖骨折**」；接著第二件事發生了，陰莖立馬
「消風」。海綿體內的血液會突破破裂的白膜，向潮水一般湧向皮下組織，
這時陰莖會腫起來，呈現一大片瘀血，就是我們看到的「**茄子**」狀態。由於
陰莖、陰囊、會陰部與下腹部的皮下組織相通，瘀血的狀況很容易擴散為一
整片。

 老高建議

1. 女上男下時要專心，要動就好好地動，突然分心改變姿勢很危險。

2. 發生陰莖骨折時建議盡快至醫院處理，千萬不要難為情，拖太久會造
成陽痿。

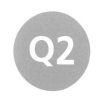 發生陰莖骨折該怎麼辦呢？

若陰莖發生骨折請立即停止性行為，用手輕握小老弟，穿上褲子，「立即」至附近醫院急診報到，由專業的泌尿科醫師評估。大部分的陰莖骨折都會建議直接進行手術，將破裂的白膜修補起來，避免海綿體的血液滲漏。

有人會問「白膜會不會自行癒合，可不可以不要手術？」如果只是小裂痕的確有可能自行癒合，但未來這些沒修補的白膜還是有可能造成海綿體血液滲漏，形成硬不起來的「勃起功能障礙」和「陽痿」。緊急修補手術不是困難的手術，為了避免這種悲慘結果，醫師強烈建議進行**緊急修補**，越早處理越快回復正常。

冷知識 人為何缺乏陰莖骨？

在靈長類生物中，陰莖大多有根硬硬的骨頭，只有人類與類人猿很不合群的沒有陰莖骨。陰莖骨有什麼功能呢？有學者提出可能跟有利快速進入陰道、維持性交時間，及刺激雌性排卵有關，基本上跟維持雄性傳宗接代的優勢有很大關係。

人類很可能在演化中，陰莖骨退化消失了。但確切消失原因還在研究當中，或許跟人類沒有明確的**發情時間**與避免**過度性交**有關。除了傳宗接代跟性交外，人還有其他事情要做，這根硬硬的骨頭在演化中慢慢地消失了。人類沒有陰莖骨，若想在嘿咻時維持陰莖硬梆梆就得靠自己。至於如何維持硬梆梆，有什麼訣竅？老高將在下一章跟大家詳細解說。

第四章

蒟蒻佬！硬不起來怎麼辦？

男人，千萬不要只剩一張嘴！

阿強是門診的老病人，因為攝護腺肥大需要定期拿藥，但每次都是一個人前來。作為個性開朗、身材微胖的 50 歲中年男子，除了攝護腺引起的排尿、高血壓問題（正在定期服用降血壓藥），基本上沒有其他慢性病。

回診時，我都會照慣例的提醒與詢問：「阿強，除了排尿問題外，還有沒有其他呢？」

「醫生，我以前可是海軍陸戰隊的，身體壯的像頭牛，現在還是一樣猛，哪有什麼問題！」阿強也總是自信的回覆。

直到有一天，阿強回診時後面多了一位女士，原來是太太跟著來了。

「這次案情恐怕沒有這麼單純……」我心中默默的 OS。

「有關攝護腺跟排尿方面，檢查後一切正常，藥物控制得很好。」我看著報告跟阿強夫婦報告。

「除了排尿問題外，還有沒有其他問題呢？」看診結束前，我仍提醒與詢問。

「沒有，身體好的很！」阿強一如既往地回答。

「最好是啦！來了就要跟醫師說啊！」阿強身後的太太突然發難。「醫師，我跟著他回診，就是要說明他的情況，每次叫他跟您說明，他回來都說忘了或是醫師很忙，不好意思麻煩醫師。次次都唬弄我，今天，你自己跟醫師講。」太太越講越激動。

「您別激動，我來跟阿強好好溝通。阿強，怎麼了？還有哪方面不好意思說的，我是醫師，身體上有問題都要跟我說，我會盡力幫你解決的！」

阿強臉色一紅，停了一秒才囁嚅說到。

「啊……呃……就是那個……在一起的時候沒那麼硬，之前我覺得還好，想說沒這麼重要，而且老夫老妻了。不過太太覺得不滿意……大概就是這樣。」阿強太太站在他後面看起來非常火大。

老高：「你們大概多久做一次？或是一個禮拜幾次，一個月幾次這樣？」我開始問起性功能障礙的系列問題，也問到性行為的頻率。

「一個禮拜……我想想齁，大概是 2 次吧」阿強說。

「一個月一次就要偷笑了，你給我老實點。」太太再次吐槽。接著再放一個冷箭，「而且都沒有很硬。」

診間的空氣瞬間凝結，為了避免尷尬下去，我立馬幫阿強安排超音波與抽血檢驗，並且解釋為何要抽血，「接下來就交給我處理，太太您別擔心」，當然也叮嚀了阿強，「下次你一個人來時也別不好意思，男人跟男人有什麼話直接說。」

阿強前往檢查時，太太趁機問起了重點。又發難，「男人四十歲後就只剩一張嘴。醫生，阿強那方面還有救嗎？」

「現代醫學跟科技發達，有關性功能障礙的治療武器很多，交給我吧，我還給你們夫妻一個硬梆梆的阿強，讓大強小強都成為強哥！」

勃起功能障礙（陽痿）的自我檢測

　　各位紳士們，如果有以下任何一個症狀出現，可能是小弟弟出了問題正在跟你呼救。

1. 早上起來沒有搭帳棚（沒有晨勃了）
2. 想嘿咻時，小弟弟硬不起來，進不去
3. 嘿咻到一半時，小弟弟會軟掉無法繼續
4. 對嘿咻品質不滿意，跟以前差很多

Q1　小弟弟是怎麼變硬的？

　　陰莖是男人最親密的伙伴，每天都在使用它，但大多數男人卻不太認識它。年輕時把它的堅挺視為理所當然，到了中年力不從心才開始重視它。認識它是避免衰老的第一步，首先我們先來認識陰莖的解剖構造。

❶ 小老弟的構造

■ 陰莖結構

　　陰莖結構主要以三**個**附著於骨盆底（ischiopubic ramus）的**柱狀海綿體**為主架，外表再包覆疏鬆的皮下結締組織和皮膚。由外而內依次為皮膚、疏鬆結締組織，和下腹史卡巴筋膜（Scarpa's Fascia）相連且延伸至陰囊的柯爾氏筋膜（Colles' Fascia）、巴克氏（Buck's Fascia），及白膜包裹的海綿體。

■ 陰莖三個海綿體

　　陰莖主體是由三個條狀海綿體構成，其中兩個是左右對稱分布且具有**勃起**功能的陰莖竇狀海綿體（Corpus Cavenosa），第三個是包覆尿道的尿道海綿體（Corpus Spongiosa），功能是排尿。（如圖 4-1）

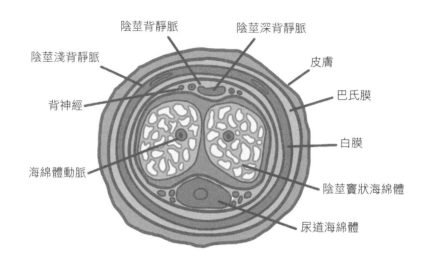

陰莖背靜脈　陰莖深背靜脈

陰莖淺背靜脈　　　　　　　　　　　皮膚

背神經　　　　　　　　　　　巴氏膜

　　　　　　　　　　　　　白膜

海綿體動脈　　　　　　　　　　陰莖竇狀海綿體

　　　　　　　　　　尿道海綿體

圖 4-2 陰莖海綿體構造

■ 陰莖竇狀海綿體

　　勃起源自於陰莖竇狀海綿體的膨脹（之後以海綿體稱呼）。海綿體的名稱來自於顯微構造，為密密麻麻的血管網狀構造，網狀的基本構造由小樑狀交織的平滑肌（trabecular smooth muscle）組成，其他部分則由膠原蛋白與彈性蛋白所構成，幫助網狀構造具有支撐性與彈性。這些網狀構造看起來就像海綿一樣，構造內的空間可以容納血液，像**蓄水池**一樣。

Q2 勃起是如何發生的呢？

男生陰莖竇狀海綿體就如蓄水池。陰莖勃起時，就像往蓄水池內注水，用句話來說就是「**血液進的去，出不來，陰莖就會站起來**」。因此，讓我們來認識勃起的幾個關鍵組織：

- · 蓄水池的入口─陰莖動脈
- · 蓄水池─陰莖竇狀海綿體
- · 蓄水池的出口─陰莖靜脈
- · 蓄水池的入水口的控制開關─海綿體內的平滑肌

❶ 平常的陰莖海綿體

沒勃起軟趴趴時，平滑肌處於**收縮狀態**，陰莖動脈的血液進不去，海綿體內沒什麼血液，陰莖靜脈也沒回流。我們稱為「**沒進沒出**」。

❷ 勃起的生理機制

■ 當平滑肌**放鬆時**，陰莖動脈灌注大量血液到陰莖竇狀海綿體內，陰莖靜脈有血液流出，但動脈灌注的量遠大於靜脈的流失量，這時海綿體會快速膨脹，屬於是「**進大於出**」。

- 但陰莖海綿體不會無限的擴大，主要是因陰莖海綿體外的**白膜**。當海綿體被撐大，白膜也會被撐開而伸展開來，伸展到達極限後整個陰莖海綿體就會變得又粗又大。

- 接著，陰莖靜脈會被充血變大的竇狀海綿體壓扁，血液暫時流不出去。當陰莖竇狀海綿體的壓力達到最高時，陰莖動脈的血液想進也進不去；這時正好是「**不進不出**」，就是**勃起**時最硬的時候。

- 當性行為結束之後，平滑肌又回復到**緊縮**狀態，海綿體內的血液會慢慢地回到陰莖靜脈，直到完全消風為止；這時的狀態是「**出大於進**」，直到回復到平靜不進不出的狀態。

Q3　為什麼男人會勃起？

勃起分成「**色色的**」與「**不色色**」這兩種：

❶ 色色的勃起

色色的意思是指有色色的訊息，也就是**性刺激**進入大腦。但性刺激的訊號從哪裡來呢？大概可以分成三種，一種是**聲光效果**，第二種是**腦中自己想的**，第三種是**直接對小老弟的刺激**。

■ 聲光效果

就是**外來的香豔刺激畫面、聲音、接觸**，像 A 片、寫真集、或是伴侶脫光光地躺在床上、或是伴侶在耳邊講色色的話、撫摸敏感帶之類等等種類繁多……這些刺激訊號傳到大腦，藉著腦部將勃起的訊號向下傳遞到脊椎與骨盆的神經，最終傳遞到海綿體的血管平滑肌，放鬆血管平滑肌後引發勃起。

■ 腦中自己想的

簡稱「**意淫**」，在腦中出現色色的想法或是畫面，這省去了前面聲光效果的步驟，隨時隨地都可以「**想**」；但這跟個人記憶力、意志力與想像力有關，跟專心想一件事很類似。不過大家可以想想，**專心想一件事**是不是很困難，我們很容易被周遭的事分心，所以相較於聲光效果與直接刺激引起的性刺激會較微弱，除非**真的很飢渴**或是意淫的對象真的很強，光是靠「想」來引發勃起，效果一般不會太好。

■ 對生殖器的直接刺激

使用手、飛機杯或是由伴侶刺激它。龜頭與陰莖接收到刺激後，感覺訊號向上傳遞至脊椎。在脊椎時會兵分兩路，**第一條路**是產生**反射**，感覺刺激的訊號被送到脊椎後，脊椎直接傳遞訊號，向下傳到陰莖產生勃起。**第二條路**則是感覺訊號傳到脊椎後，一部分繼續向上使大腦產生「**色色**」、「**舒服**」的感覺，再度刺激陰莖勃起。

雖然我們把色色的勃起分成三種，實際上無論是自己來或是進行性行為時，這三種在大多數的時候都會一起作用，幫助小老弟抬頭挺胸；勃起的速度會比單一刺激快很多，所以一般身體健康、性慾正常的男性，在收到性刺激後（若三種訊號火力全開），預備性行為前很快就可以勃起，隨時可以提槍上陣。

冷知識　性刺激一定跟性有關嗎？

性刺激有個性字，大家都會認為此刺激一定跟性有關，但實際上任何刺激都可能是性刺激。老高有個工程師朋友說過，除了一般的性刺激之外，以前學生時代，在唸微積分時，當他看到積分的符號，就會想到女性的腰身，接著便開始興奮，有時甚至會勃起。而他的專業科目會用到大量微積分，因此學習的情緒都相當高昂，成績也是鶴立「雞」群，現在已是台灣科技業的高級主管，成就驚人。

臨床上也有人藏著某些怪僻、特殊的刺激，像是需要被伴侶鞭打或是念國文課本才能勃起。這些人並不是真的有什麼問題，而是每個人的性刺激都可能不太一樣，大家可以找尋獨一無二的刺激。

❷ 不色色的勃起

■ 晨勃

即生理自發性的勃起，英文叫做 morning glory，最為人熟知的講法是「搭帳棚」，也叫做**夜勃**。看到這裡大家一定覺得很奇怪，晨跟夜這不是相對的概念嗎？怎麼會指同一件事？其實這只是觀測的時間不同所產生的誤解，讓老高來解釋到底怎麼一回事。

人們在睡覺的時候，其實是兩種睡眠交替循環，兩種睡眠組成一個循環。這兩種主要型態的睡眠分別是**快速動眼期（rapid eye movement，REM）以及非快速動眼期（non-rapid eye movement，NREM）**，非快速動眼期又可分為三個時期。正常睡眠的週期由非快速動眼期的第一期循序進入第二期及第三期，睡眠由淺度睡眠進到深度睡眠，再從深度睡眠回到淺度睡眠，之後進入快速動眼期，如此周而復始，約 90 ～ 120 分鐘循環一次。（如圖 4-2）

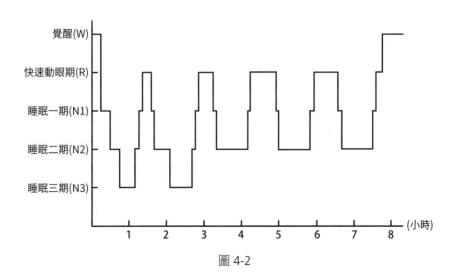

圖 4-2

動眼的意思就是在睡覺時眼睛會快速轉動，加上眼皮蓋著，會看到眼皮顫動起伏。在非快速動眼期時，大腦活動降到最低，身體內許多修復的功能在發生，例如荷爾蒙被釋放以幫助身體恢復白天所受到的損害。在快速動眼期睡眠，白天的記憶、思考會被加工處理，產生夢境重現，而這時雞雞也動得特別厲害，夜勃就發生在這個時候。

夜勃對身體的重要性是給予**陰莖養分並且增強代謝**，可以理解為男性在睡覺的時候，小老弟才是甦醒充電的時候。而這個夜晚最後一次的勃起週期，如果發生在睡醒的時候，且剛好被我們察覺到，就稱為「晨勃」，但實際上跟夜勃是同一件事。如果這時剛好夢到色色的事加上晨勃，就是**做春夢**。晨勃也會發生在**白天**，國高中的男生應該都有經驗，在睡了一個飽滿的午覺後就發現小弟弟「**搭起帳篷**」了，必須要花一段時間才能讓它消風。

■ 反射性勃起

不色色的勃起還有幾種情形，發生在膀胱很脹的時候。當要上廁所時，就會發現小弟弟硬了起來。這種成因跟膀胱被尿液填滿、脹大，會直接刺激到骨盆的副交感神經，接著將訊號傳遞到陰莖引發勃起，我們稱作**反射性勃起**。之前提到色色勃起時直接刺激生殖器的狀況，對某些脊椎損傷的病人來說，由於感覺訊號已因脊椎受傷無法傳到大腦，只剩反射的訊號能傳遞至陰莖，這也是一種反射性勃起，在這裡歸類為**非色色的勃起**。

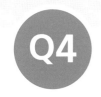 **Q4** 有「硬」才敢大聲！——
如何判斷硬度是否正常？

勃起後的硬度好壞決定了性行為時的滿意程度，要如何判斷勃起的好壞，目前有好幾種方法。

❶ 郵票法

不色色的勃起（晨勃）就是身體最放鬆、沒有任何防備的時候，這時候的勃起就是勃起硬度的**基本盤**，反應出陰莖的整體血管健康狀態，因此有沒有晨勃很重要。但是能不能測量到晨勃，有技術上的困難，因為我們不一定是在快速動眼期醒來，醒來也未必能偵測到晨勃。

實際上也不可能找個人坐在旁邊觀察是不是有勃起，這既影響睡眠也讓人害羞。於是有前輩提出「**郵票法**」：準備數張沒撕開的郵票，在睡前 GG 鬆軟狀態時用郵票相黏圍繞其根部一圈，纏繞鬆緊度剛好服貼即可。若隔天起床郵票斷裂，代表睡眠中陰莖曾有勃起。

那為什麼要選擇郵票呢？主要是郵票很薄，比較不會有異物感，同時，郵票相黏處只要有外力拉扯就會斷裂，正適合測量陰莖是否膨脹拉扯。晨（夜）勃容易受到睡眠品質與生活壓力的影響，加上晨勃狀況變化大，建議可以多準備幾張郵票測試並記錄。

❷ 智能內褲測量法

現今材料科技發達，已有廠商推出智能內褲。智能內褲裡配置壓力感測器與藍芽訊號發送器，配合手機來監測夜勃發生與持續時間，並且偵測勃起時的硬度。對於想要了解小弟弟健康狀況的朋友是一大福音。

❸ 蔬果測量法：勃起硬度指標（Erection hardness scale，EHS）

這是一個非常直觀且可以快速判斷勃起狀況的方法，使用常見的蔬果來代表硬度。一共有四種分數，1 到 4 分，1 分最差，4 分最好。

- 1 分：最差的硬度，陰莖摸起來像「蒟蒻」。
- 2 分：軟趴趴但帶點硬度，摸起來像「去皮的香蕉」。
- 3 分：有點硬度，但差強人意，摸起來像「帶皮的香蕉」。
- 4 分：硬梆梆，摸起來像「小黃瓜」。

一般硬度要 3 分以上才能夠插入進行性行為。不過這個測量相當主觀，會受到很多干擾，比如說每個人對於帶皮香蕉與去皮香蕉的感受相當不同；另外，勃起的狀態是種動態過程，很多人會認為若是最硬的狀態只持續幾秒鐘，其他時間都是半軟不硬，僅能勉強行房也不行。但此勃起硬度測量僅能知道最硬的狀態，無法測量硬度能持續多久、滿不滿意等等問題。僅可用於治療性功能障礙的求診前、治療中與治療後的硬度比較，作為治療效果的監測，雖然不是非常準確，卻不失為一個簡單快速的方法。

❹ 國際性功能指標（IIEF-5）問卷

這是泌尿科最常使用的問卷，這個問卷考慮了性行為時的信心、是否能夠進入、是否能夠維持，以及是否對於性行為滿意等等問題。若五題的總分數 ≤ 21 分，表示有勃起功能障礙；分數越低，表示越嚴重。（如下表）

在過去 6 個月期間

您能夠達到並且維持勃起的信心如何？					
毫無把握	非常低	低	中度	有信心	信心滿滿
0	1	2	3	4	5
當您受到刺激時，勃起硬度足夠插入陰道的次數為何？					
無性行為	完全幾乎不可以	少數幾次可以	一半左右可以	多數可以	幾乎每次都可以
0	1	2	3	4	5
性交中，您插入陰道後可以維持勃起的次數如何？					
無性行為	完全幾乎不可以	少數幾次可以	一半左右可以	多數可以	幾乎每次都可以
0	1	2	3	4	5
性交中，您維持勃起到完成行房有多困難？					
沒有性行為	極度困難	非常困難	困難	有點困難	不困難
0	1	2	3	4	5
您嘗試性交時，您能滿足的次數如何？					
無性行為	完全幾乎不可以	少數幾次可以	一半左右可以	多數可以	幾乎每次都可以
0	1	2	3	4	5

勃起障礙怎麼發生的？

Q1 床上的硬漢為何會淪落為蒟蒻佬？

勃起是一連串複雜的機制結合，影響陰莖能不能硬梆梆有很多的因素，可以總結為兩個種類：**外界的刺激夠不夠強大（夠不夠 high）**與**海綿體灌流好不好（血管健康狀況）**。而其中海綿體的灌流好壞是勃起的重要因素，大約七八成的陽痿病人跟海綿體灌流不夠力有關。首先介紹血管健康好壞如何影響勃起：

❶ 「春江水暖鴨先知，血管不好 GG 知」

男人年輕時身體健康，全身血管彈性好，要放鬆或緊縮都沒問題，海綿體內的平滑肌可以很輕易地放鬆，讓血液快速灌入海綿體，馬上就可以勃起。但隨著年紀漸長，各種慢性病，如糖尿病、高血壓、高血脂、肥胖，還有不良的生活習慣，如抽菸，會使全身血管老化。老化的血管彈性變差，血管開始被脂肪、發炎物質堵住而變得狹窄。血管老化是漸進的，首先遭殃的就是管徑較小的周端血管，而陰莖動脈與海綿體正好就是此類。

■ 陰莖動脈出現阻塞狹窄

陰莖動脈變得越來越狹窄後，血流速度變慢，

加上海綿體內的血管平滑肌在老化後，放鬆血管能力下降，灌注到海綿體內的血液不夠快，常常形成海綿體還沒膨脹，血液就從靜脈流走了，勃起變得困難。這時男生會需要「**足夠久的刺激才能硬起來**」，再過一段時間就會出現「**做到一半，GG 軟掉**」，最後變成「**再怎麼努力就是不夠硬**」的狀況。這就是所謂的血管性勃起功能障礙（陽痿）。

陽痿就是小血管出問題，當它開始出現阻塞狹窄時，就隱含著身體的其他血管未來也可能開始出問題。發生在心臟就可能是心肌梗塞，發生在腎臟可能是慢性腎病變，發生在四肢就會是四肢麻木，發生在視網膜就可能是視網膜病變。

■ 高血壓藥物會造成陽痿

高血壓是現代人的文明病之一，血壓太高容易造成心肌梗塞、腎病變、主動脈剝離與中風等併發症。因此服用降壓藥物來控制血壓是維持健康的重要方式；但某些降壓藥會降低陰莖動脈的灌流壓力，造成勃起功能障礙，這時候就需要跟醫師討論：調整藥物，試著同時降血壓，卻也維持 GG 的灌流。

 老高建議

極少部分人的血管出現問題是因為陰莖靜脈不斷地回流血液，等於是海綿體不斷地漏血，那麼往動脈灌再多的血進入也無濟於事。這時進行靜脈結紮是治療方法之一，挑選時要相當仔細，先確認是否為靜脈滲漏後手術才會有效果。

❷ 不夠 High，硬不起來

勃起的發動主要來自於**情慾**。人類的情慾是種複雜的感受，它會受到壓力、作息、荷爾蒙與藥物的影響。失去情慾就算陰莖的血管沒問題，沒有任何驅動仍是硬不起來，以下介紹影響情慾的因素：

■ 讓人身心平靜的藥物，同時也抑制了性衝動

精神科常使用的抗憂鬱劑、抗焦慮劑以及安眠藥，雖會使人心情平靜，卻也同時容易造成人有「不想嘿咻」的感覺。精神科藥物是影響勃起功能藥物中最大者，對於情慾抑制的效果還遠高於高血壓藥物。有在使用此類藥物的朋友看到這裡，千萬不要為了恢復勃起功能而自行停藥，請跟精神科醫師討論調整處方喔。

■ 男性荷爾蒙效能降低

男性對於性的需求主要是受到荷爾蒙（主要是睪固酮）的調節，凡是會造成男性荷爾蒙降低的因素都可能讓人硬不起來。常見的因素有**男性更年期**、服用**荷爾蒙調節藥物**或是**抗癌藥物**。男性更年期發生在男性中年之後，睪固酮緩步下降，性慾也逐步地下降，同時會出現不想運動與活力下降的症狀，這就是老化的一部分，一般在補充男性荷爾蒙之後會有相當明顯的改善。

治療攝護腺肥大的藥物中有讓攝護腺縮小的藥，它是荷爾蒙製劑，可以調節睪固酮的轉化，抑制攝護腺肥大的增長，但副作用的其中之一就是會讓男性的情慾降低。一旦停藥，副作用大多數會消失。

治療攝護腺癌常使用荷爾蒙抗癌藥物。使用這種藥物會抑制睪丸功能，體內睪固酮的濃度下降很快，即達到「**去勢濃度**」，進而抑制攝護腺癌細胞

的成長達到抗癌的效果。這個去勢的意思就跟太監進入皇宮前，要**割掉睪丸**是一樣的概念；沒了睪固酮後，性慾就會下降，因此理論上太監對皇帝後宮並沒有威脅。只是以前的去勢是用割睪丸手術以降低男性荷爾蒙，現在則是使用荷爾蒙藥物，是化學去勢法，雖然可以抗癌但也造成情慾下降。罹患攝護腺癌的病人大多是老年人，對性沒那麼看重，因此在臨床考量上，**救命應遠大於性**，醫生會強調「不可以隨便停抗癌藥物」。

❸ 性趣缺缺，老夫老妻相看兩厭

「每個正妹後面都有一個 X 膩的男人。」這句話很精簡地指出了**新鮮感**的重要性。引發情慾最重要的外在因素是**聲光效果**，但就算是山珍海味，每天吃，每周吃，久了也會膩。「七年之癢」不一定是假的，除了男方會覺得膩，女方也會有相同疲倦的感受，因此在床事的配合度上不會像之前這麼高，進而讓性變成例行公事而非快樂的事，曾經有病人跟我說：「每次我老婆使眼色，暗示今天要做壞壞的事時，我就覺得壓力山大，真的不太感興趣啊，但是不做老婆又會生氣。」

在血管健康不佳的病人身上，勃起功能障礙為「**力不從心**」；而對身體健康但失去性致的男人卻是「**心不從力**」。要打破這種**心因性勃起功能障礙**的惡性循環，關鍵在男性同胞身上，得從增加新鮮感，**重新增加性吸引力**開始做起。

❹ 過度壓力讓老二變軟

正常人的性功能狀態就跟潮汐一樣會有高低起伏。高的時候發生在放鬆愜意時，吃飽喝足睡得好，勃起功能自然好，所謂**飽暖思淫慾**就是這個道

理。低谷通常會發生在生活壓力較大時，如工作壓力大，自然沒有多餘的心力想「性」這件事。一旦長時間壓力過大，會使身體處於「戰鬥」狀態，即交感神經興奮且副交感神經系統受到抑制，同時身體會產生壓力荷爾蒙抑制男性荷爾蒙，整個身體狀態呈現為了「生存」而非為了交配，因此不利於勃起。這種壓力引起的勃起功能障礙，在「**好好生活**」後，有很大機會恢復過去堅挺狀態。

冷知識 性行為過程中發生猝死

偶爾會在報紙上看到聳動標題：「老翁服強力春藥嘿咻賣淫女，10分鐘就『斷電』斃命」、「摩鐵偷情『幫吹蠟燭』！他嗨翻充血竟猝死」。

在性行為過程中發生猝死的狀況俗稱「**馬上風**」。會如此稱呼是因做愛的姿勢跟古人騎馬類似，體位可能是狗狗式（Doggy style）或是女上男下的騎乘式，文雅一點的說法是「牡丹花下死，做鬼也風流」。死亡的原因可能是嘿咻時太興奮造成心肌梗塞、心律不整或是與中風有關；由於是突然發生，因此幾乎很難救回。根據研究指出，啪啪啪的運動強度大約跟慢走或慢跑差不多，屬於普通強度的活動。但是對於有心血管慢性病的病人，就可能屬於相當費力的活動，所以在嘿咻前要特別注意幾點：

1. 有心血管疾病者，請讓醫師做風險評估，是否適合進行激烈的性行為。

2. 啪啪啪的環境要適合，不能太冷太熱，空氣要流通，也不要在讓人緊張的地方嘿咻。

3. 有心血管疾病者要準備好急救藥物（如硝化甘油）以備不時之需，嘿咻時若感到不舒服或胸悶時請立刻停止。

4. 太累時或是喝太多酒時請不要嘿咻，再忍忍。

5. 嘿咻不宜太過激烈或過量，衡量自己與伴侶的**年齡與能力**，要注意「只有累死的牛，沒有耕壞的田」。

門診時，常有熟男病人提過他每天生活規律，同時還有運動，每天起床跟看到色色的東西時還是能一柱擎天，唯獨在跟太太的性事方面常常怎樣都硬不起來，每次都草草結束。

「你是不是在外面有女人了？」

「你寧願看 A 片也不找我！」

他的太太很生氣懷疑他是不是在外面亂來。病人發誓他絕對沒有亂來，就是不知道為何小弟弟的反應會有這樣大的差距？

診間常有 30 ～ 40 歲的男病人來尋問勃起障礙問題。這天有個外表比實際年齡大、面容憔悴且兩眼都是黑眼圈的男子，問了職業才知是科技業工程師：工時長且壓力很大，每天都得工作到深夜，能吃頓晚餐與睡個好覺已是奢求，下班跟周末都還要接主管與客戶的電話，幾乎沒有自己的時間。功成名就擁有令人羨慕的薪水，但身體也搞壞了，小老弟在這種高壓生活下常常硬不起來，所以來尋求協助。

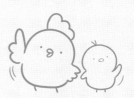

讓蒟蒻佬重振雄風

　　從古至今，壯陽是人類歷久不衰的話題，從古代以形補形的食補、丹藥到現今的壯陽藥，人類為了保有堅挺的老二無所不用其極，而本節就介紹目前經過科學驗證且有效的各種壯陽方式：

Q1 如何翻轉蒟蒻佬命運？
好好生活，3 招顧根本

　　在電視或電台上常會聽到廣告台詞，如「**查埔郎要固根本，提升精、氣、神**」，乍聽之下好像詐騙，從醫學的角度來看其實相當有道理。小弟弟的健康隱含著**全身血管的健康狀態**，既然是全身的健康，保養就得做「全套」，對於小弟弟才會有效果。但要怎麼保養呢？主要以**改善血管健康**與**增強體力**為原則，可從三個面向：**飲食、睡眠、運動**同時來改善。

❶ 健康均衡飲食與補充營養品

　　健康均衡飲食是指六種營養成分每天都要吃。現代人太多外食，攝取過多精緻化食物，造成營養不均衡。長久下來，過量的脂肪與糖分逐漸造成血管阻塞硬化，正所謂「**病從口入**」。

■ 盡量攝取原型食物

　　減少精緻加工食物，加工後營養成分容易流失。原型食物富含各種維生素與礦物質，例如多吃糙米，糙米除了有澱粉外還有很多其他的營養成分，而白米只剩下澱粉而已。蔬菜水果能直接吃最好，儘量不要喝果汁，如果要喝，喝直接冷壓不添加其他成分的果汁。其他加工食品像火鍋料、泡麵、魚漿、麵包等等含有過多澱粉跟脂肪，營養價值低且容易發胖，是很NG的食品。

■ 控制一天的熱量總和

　　過多的熱量會囤積成脂肪，脂肪累積在肚子與血管內，久而久之損害了血管壁。坊間有多種減肥法，對於體重下降應該都有幫助，但老高建議選擇一個**可持續的且傷害性低**的飲食方式來控制熱量。不需要太過極端，如長期

的生酮飲食，要維持那樣的習慣相當困難，也可能隱含著傷害身體的副作用。現在手機裡有很多 APP 可以幫忙計算所吃的食物與食品的營養成分和熱量，並且計算基礎代謝率與目標體重，使用這些 APP 可以「**有意識**」地了解並記錄一天中吃什麼，利於追蹤、調整自己的飲食習慣。

■ 額外補充營養品

除了正餐之外，還可以補充綜合維他命，特別是**含鋅**的品項，長期服用對於男性生殖器的健康會有很大的幫助。近年來，瑪卡、黑瑪卡等營養補充品也被認為對男性性功能有助益，但這些並非藥物，文獻指出需要**長期服用**才能提升效果。建議先達成日常生活的均衡飲食後，再加上此類幫助性能力的營養品，才能有錦上添花的效果，單純靠此類營養品是無法提升性能力的。

❷ 充足高品質睡眠

睡眠不夠造成體力下降，僅存的用來應付工作就已不夠用了，更遑論嘿咻這件事。之前提到夜勃（晨勃）會發生在睡眠時候，一個充足的睡眠會發生 4～5 次勃起；夜勃就是給小老弟充電的時刻，在勃起時充血可為小老弟帶來養分，因此若睡眠不足，不僅夜勃次數減少，更易讓小老弟處於營養不良的狀態。良好的睡眠來自於剛進入睡眠的前 90 分鐘，只要開頭睡得好，接下來的睡眠周期（非動眼期與動眼期）就能有良好的交替，整個晚上都能一夜好眠跟夜勃了。要達到入睡的黃金 90 分鐘，請遵守以下幾點通則：

■ 固定時間與儀式

每天在固定的時間入眠，且盡量在 12 點之前上床，避免熬夜。可以的話請著相同款式的睡衣，睡在同一張床上。

■ 保持單調避免複雜

睡前避免工作或是處理複雜事務，如此會讓大腦處於警戒狀態，即使躺在床上、昏昏沉沉也難入睡，盡量看無趣的書或是聽單調的音樂。像是白噪音，如**風聲、下雨打雷聲、海浪聲等**。然後睡前不要滑手機、不要滑手機、不要滑手機，因為太重要了，所以要強調三次。手機裡的訊息會讓大腦處於興奮警戒的狀況，因此，睡前請把手機調成「睡眠模式」，放到遠離你的地方。

■ 提升皮膚溫度

睡前可以進行淋浴、泡澡或是泡腳，這樣做都是為了提升人體的皮膚溫度，促進血液循環，減少與人體深層（內臟）溫度的差距，使我們更容易入睡。而如何醒來也是良好睡眠的重要步驟，建議**使用溫和漸進的人聲或是輕柔音樂取代鬧鐘鈴聲**。如果鬧鈴聲是在深睡的非快速動眼期響起，容易造成驚嚇；漸進的聲音則可以避免這種狀況。睡覺的地方最好要有窗戶，早晨陽光照射到皮膚時，可以減少褪黑激素分泌，進而幫助自然的清醒。

❸ 搭配適量的有氧與無氧運動

嘿咻時，除了堅挺之外，腰力跟耐力也是關鍵因素。如果插入後，沒有足夠的腰力與耐力，不僅「抽插」這件事沒辦法發生，性伴侶更不可能從中獲得快樂。那要如何增強體力呢？要分成**有氧運動**與**無氧運動**兩部分：

■ 有氧運動訓練心肺功能與耐力

在嘿咻時，心臟血管會源源不絕地提供陰莖血液，持續輸出腰力，保證性行為穩定進行。平常可以進行跑步、騎腳踏車、游泳，一個禮拜至少一次

以上，每次 30 分鐘。如果身體素質更好，還可以挑戰更高強度的有氧運動，如間歇式訓練。若原本沒有運動習慣或是心肺功能較差者，可以從慢走一個小時以上開始做起。有氧運動做久了還可以減肥、改善高血壓與糖尿病，身體變好了當然也會降低造成陽痿的危險因子。

■ 無氧運動訓練肌力強度

可以幫助男人在嘿咻時「**衝撞**」得更為有力，或是在進行特殊姿勢，像是「火車便當」的時候能「ㄍㄧㄥ」住。訓練方式以增強**核心背部、大腿和骨盆底肌肉為主**：背部和大腿訓練可以維持嘿咻時的姿勢與「頂撞」時的強度；骨盆底肌肉的訓練則可以幫助骨盆腔血流灌注，以維護小老弟的健康。不過運動呢？記得適量就好，重點是要維持身體健康，而不是競賽，鍛鍊過度會消耗太多體力與時間，本末倒置反而沒精力去愛愛了。

 老高建議

以上三個方法，請**一起做**，持續做，不只拯救性功能，也能夠賺回身體健康，一「舉」兩得。

Q1 美麗的錯誤：心臟藥變成壯陽藥，救心變救雞

　　二十幾年來風靡世界的藍色小藥丸——威而鋼（Viagra，學名 Sildenafil），它原本是作為舒緩狹心症的藥物，但臨床試驗後發現其對舒緩心絞痛的效果欠佳，但奇怪的是，受試者卻不太願意歸還藥物。經調查發現，原來這個藥物**產生意外的副作用**，可以讓受試者的小弟弟「**抬頭挺胸**」。1998 年以「男人床上救星」的角色上市，之後幾年其他藥廠陸續上市類似藥物，如犀利士（Cialis，學名 Tadalafil）、樂威壯（Levitra，學名 Vardenafil），對於改善勃起障礙都有類似且相當好的效果。

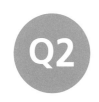 **威而鋼類的藥物真的可以幫助勃起嗎？**

　　這要從勃起的生理機制說起，當陰莖海綿體接收到**色色**的訊號時，海綿體內的**內皮細胞**與**神經細胞**會釋放出一氧化氮（NO）。接著，一氧化氮會進入血管平滑肌細胞，促進環狀環磷酸鳥苷 **cGMP**（cGMP：3',5'-cyclic guanosine monophosphate）的生成。這個 cGMP 非常重要，它的角色就是放鬆平滑肌，進而引發充血，可以說是勃起時最重要的關鍵。

　　但 cGMP 很容易被代謝掉，這時就是威而鋼類藥物出場的時刻。它們皆**屬於第五型磷酸二酯酶抑制劑**（phosphodiesterase type 5 inhibitor），**也稱為 PDE-5 抑制劑**，功能是抑制 cGMP 被代謝，使其持續存在，維持平滑肌放鬆、海綿體持續充血的狀態。市面上各種販售的 PDE-5 抑制劑藥效都很快，一般會在嘿咻前 15 分鐘到 1 小時使用，很快就可以提槍上陣。根據研究，對於血管型的勃起障礙，80 ～ 90% 以上的病人都有大幅度的改善。原本用藥前時「一時勃起一時爽」，用藥後變成「一直勃起一直爽」，難怪當時的威而鋼藥物試驗者不肯交還，以及上市後立刻爆賣，成為史上最暢銷的藥物。

　　這類壯陽藥是「第五型」的磷酸二酯酶（PDE-5），應該還有其他第一型、第二型等。的確，PDE 是一個大家族，在身體裡面目前發現有 11 種，分布在不同的器官裡。分布在人類陰莖海綿體內的 PDE 以第五型為主，其在心臟內的分布反而很少，這也解釋了為何當時藥物試驗對於心臟沒什麼效果，卻能令陰莖硬梆梆的結果。

PDE-5 抑制劑用於治療性功能障礙時，許多男性提到尿尿問題竟然也改善了。根據最新的研究，持續使用低劑量 PDE-5 抑制劑的男性，原本因為攝護腺肥大而引起的頻尿與急尿等症狀都有大幅度的改善，但對於排尿的速度沒有什麼幫助。這個意外的效果成因還在研究中，可能與 PDE-5 抑制劑能放鬆骨盆腔中的平滑肌以及改善骨盆有關。目前在歐洲與台灣泌尿科醫學會治療準則中，已經把壯陽藥 PDE-5 抑制劑作為治療男性下泌尿道症狀藥物的主要選項之一。

冷知識　**PDE-5 抑制劑的其他功用？**

PDE-5 除了分布在陰莖的血管裡頭外，在呼吸道平滑肌、胸腔血管平滑肌與腸胃道平滑肌等地方也都存在。因為胸腔有血管分布，故 PDE-5 抑制劑也被拿來治療**肺高壓**（**Pulmonary hypertension**）以及預防治療**急性高山肺水腫**。

1. **肺高壓又稱肺動脈高壓**，是一種嚴重且持續進行的肺部血管疾病，特徵是肺部動脈阻力與肺動脈血壓持續上升，病人會感受到胸痛、虛弱、呼吸困難，漸漸的血氧不足，導致右心室逐漸肥大衰弱，最終導致死亡。

2. **急性高山肺水腫**是高山症的一種表現，在高海拔時，氣壓下降，人會處於相對缺氧的狀態。缺氧時會造成肺動脈壓上升，肺部血管通透性增加，使血液中水分外滲到肺部。高海拔肺水腫症狀包括運動能力變差、休息狀態下仍不停喘氣、乾咳、胸悶，隨著疾病惡化出現呼吸困難、咳嗽帶血、發紺，若不儘快移至低海拔地區或是給氧氣藥物治療，很快就會死亡。

 使用 PDE-5 抑制劑類的壯陽藥物
需要特別注意什麼嗎？

　　有**心血管疾病**病史的朋友，一定要跟醫師諮詢過才能使用。此外，如果**有使用硝酸甘油類藥物的病人，絕對不可以同時使用壯陽藥物**。若兩者一起使用可能會造成嚴重的**低血壓，甚至可能致命**。壯陽藥雖然效果卓著，但不可直接在網路上或是在藥局購買服用，有些可能是假貨，需要跟醫師討論是否適合才安全。否則原本想要壯陽卻賠上健康，就得不償失了。

> **冷知識** 性功能問題和排尿問題有關係嗎？

　　「我是來看攝護腺的問題，為什麼高醫師您還要問我性功能的事情呢？」有時病人會不解地問。

　　泌尿科的臨床業務有一大部分是處理攝護腺肥大所造成的排尿問題，攝護腺肥大是男性老化的症狀，年紀越大，攝護腺肥大的風險就越高。攝護腺肥大的病人其實多多少少都有性功能障礙的問題，病人多半不好意思開口，常常等到治療攝護腺肥大一陣子之後才敢開口詢問；也有病人隔了很久才知道泌尿科原來也含性功能障礙門診。因此，老高在看診時會全面地詢問「下半身」的各種狀況。

　　有人懷疑是不是因攝護腺肥大而引起性功能障礙？其實背後最關鍵的因素是「老化」，攝護腺肥大的成因跟年紀大後男性荷爾蒙的敏感度改變，造成腺體增生有關。性功能障礙一大部分是由於血管老化引起，一部分則

跟男性荷爾蒙下降有關，兩者都差不多在中年這時間點發生，是男性下半身的「麻煩雙胞胎」。

男性生殖與泌尿系統在構造上有一大部分互通，因此治療用的藥物有時「跨界」也會有效果，就像是 PDE-5 抑制劑，除了可壯陽之外也能改善頻尿與急尿等症狀；而某些攝護腺肥大藥物也能稍微改善性功能。

因此，當各位熟男因為排尿問題來看診時，通常醫師都會詢問有關性功能的問題。同樣的道理，因為性功能障礙來就診的病人，醫師也會問有關排尿的問題，請各位朋友千萬不要覺得突兀或是被冒犯，因為這兩個問題本來就是息息相關的。

科技用來拯救蒟蒻佬

「醫師，我不想吃西藥，我怕會有依賴性。」
「吃了壯陽藥後身體很不舒服，有很多副作用不想
再吃了。」「陰莖的血管都壞掉了，還有救嗎？」

Q1 　不想吃藥是否能靠科技救 GG ？

❶ 陰莖低能量震波治療（Low intensity extracorporeal low energy shock wave therapy，Li-ESWT）

　　二戰後西方國家進行超音速飛機測試時意外發現：飛機航行遇到打雷返航維修，但飛機外部沒有雷電造成的損傷，唯飛機內的電子設備被震壞了。體外震波源就是利用此原理，即物體外部多處釋放能量，將能量的焦點聚集在物體內部，即可以無損物體外表亦可以擊碎物體內部，類似氣功中的「隔山打牛」。

　　1980 年代體外震波最初使用在震碎泌尿道結石，其對於中小型結石效果很好，不需要開刀。接續研究發現，若將能量降低，對於身體組織則有**刺激局部再生**的效果，因而在復健科、骨科開始逐漸廣泛應用。既然可以刺激組織再生，理論上用於血管老化的勃起障礙也會有效果，2010 年後，低能量體外震波開始應用於治療勃起障礙，由於沒有任何傷口，震波探頭也只是輕微接觸皮膚，將能量聚焦在海綿體組織，就像武俠小說中的氣功一樣，以高科技機器來**幫助小弟弟的血管重生**。（如圖 4-3）

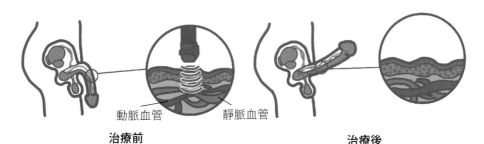

動脈血管　　　　　靜脈血管

治療前　　　　　　　　　　　　　　**治療後**

圖 4-3 陰莖低能量震波治療

研究指出，用於輕中度的勃起功能障礙之病人效果相當不錯。低能量震波是局部治療，對於身體其他地方完全沒影響，**全身副作用幾乎為零，局部的副作用也極少**，只有少部分的人在接受治療後出現輕微血腫；但毋須擔心，血腫會自然緩解，並且不需要住院，接受震波治療後就可以回家；是一種很方便的治療。

❷ 高濃度血小板血漿（PRP）注射

玩遊戲時，主角冒險打怪常常會受到傷害，生命力與法力都會下降，這時候需要尋找補血的東西恢復元氣，遊戲才能進行下去。身體使用多年會因老化或疾病受損，在現實生活中也真的有如遊戲中補血的類似概念治療，可以幫助修復受損組織，這個治療稱作**高濃度血小板血漿（Platelet-Rich Plasma，PRP）**。

在了解 PRP 效果前，就必須先了解受傷組織是如何修復以及老化是怎麼一回事。

■ 受傷組織的修復

一般在局部受傷後，血液中發炎細胞與各種生長因子會聚集在受傷處。這些生長因子會促進血管平滑肌細胞與內皮細胞的成熟，並調節血管的生成；新生血管更帶來許多的養分以幫助受傷處的組織重新生長，就像是當房子失火時，會有消防隊來緊急滅火並且把火場收拾善後。生長因子就像是把消防隊叫來的訊號，被刺激而重新生出的血管與組織重生。

■ 老化

隨著時間，血管會逐漸阻塞硬化，組織裡的細胞也不再活化分裂，組織與器官的功能大幅下降，而剛剛提過的生長因子雖然亦進入這些老化的組織與器官，問題是老化處並非受傷處。此時生長因子濃度不夠，不夠喚醒剛剛提到的救火隊，因此老化處的血管與組織無法被更新。

PRP 可以解決組織老化時局部濃度不夠的問題。抽病人的血後放入試管，接著將試管放入離心機（裡面包含血球與血漿，而血漿中有血小板），高速離心之後，試管內會出現三層。從體積來看分別是血球層、血小板含量低的血漿，與富含血小板的血漿。而這層富含血小板的血漿（Platelet-rich plasma）只占全身血液體積不到 1%，薄薄一層聚集大多數血小板，且含有高濃度的生長因子，將這層抽出來就成為**高濃度血小板血漿**，我們可以把 PRP 認為是生長因子的**威力加強版**，非常珍貴。

將 PRP 打入老化的組織後，裡面高濃度的生長因子會呼朋引伴，促進局部血管的新生與組織再生，進而達到組織重獲新生的效果。注射 PRP 就是**捐血給自己，達到自己救自己的「細胞治療」**概念，即抽出自己的血，純化後再將血漿打回組織。自己的東西不會有排斥的問題，治療的風險很低。

PRP 近年來被廣泛應用於醫學各領域，包括整形美容手術、運動醫學、退化性關節炎、組織工程及神經損傷之修復。而血管性勃起功能障礙主要是由血管老化所引起，注射 PRP 理論上能幫助海綿體內的血管組織重生。在動物實驗中亦可發現，若對海綿體神經受傷的小老鼠直接進行海綿體內 PRP 注射治療，可以增加海綿體神經髓鞘化軸突的數目及陰莖海綿體內的壓力，也能幫助回復勃起功能。在人體上的研究則指出，注射 PRP 後一個月與三

個月的追蹤，**勃起功能指數**皆改善、上升，病人的滿意度也增加，副作用幾乎為零。目前許多進一步的研究正在進行，PRP 注射對於陰莖內血管「重生回春」的前瞻性令人期待。（如圖 4-4）

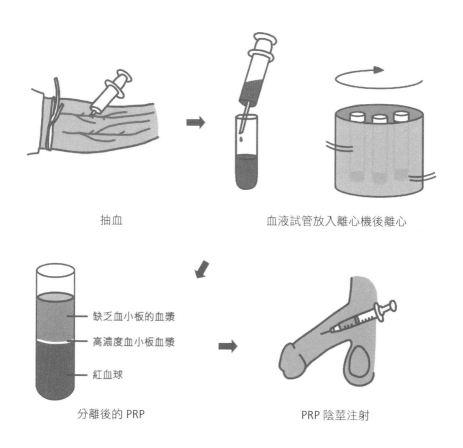

抽血

血液試管放入離心機後離心

缺乏血小板的血漿
高濃度血小板血漿
紅血球

分離後的 PRP

PRP 陰莖注射

圖 4-4 高濃度血小板血漿注射

Q2　古早時代如何治療陽痿呢？

在 PDE-5 抑制劑發明前的上個世紀，還有哪些**簡單而粗暴**方法可以幫助陰莖勃起呢？

❶ 負壓助勃器（又稱真空吸引器）

雖然聽起來很魔幻，但確實存在。原理是採用一筒狀器具套住陰莖後並抽氣，使筒內形成真空狀態。血液因**負壓原理流入陰莖海綿體後，造成強行的勃起**（而非受任何刺激後的正常勃起），接著依靠底部裝設的附彈性的環形圈，緊套住陰莖根部，使血液無法回流自體內，而延長勃起時間。使用時，

陰莖會感到略微疼痛，顏色可能成黑紫色。目前多用來作為開刀後勃起功能障礙的陰莖復健，只是較常被濫用成為男性自慰棒。操作不當時，原本好好的陰莖可能會壞死，所以勃起正常的朋友千萬不要使用。（圖 4-5）

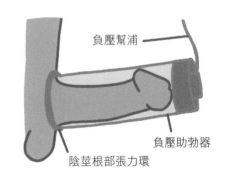

負壓幫浦

負壓助勃器

陰莖根部張力環

圖 4-5 負壓助勃器使用

❷ 在陰莖海綿體內注射藥物

上個世紀曾經相當流行，用血管擴張前列腺素 E1（Prostaglandin E1，PGE-1），並**注射入陰莖海綿體內，使海綿體充血**，達到勃起的目的。一般在性行為之前半小時注射，此種方法不但迅速確實，而且對大部分病人都有相當不錯的效果。但此種方法需要操作正確及技巧熟練，需要有醫師的注射教導以及劑量評估。而自我注射所產生的疼痛會讓大部分病人感到畏懼，長

期注射可能會讓陰莖彎曲。少部分人在注射之後會引發陰莖持續勃起，但若出現 1 小時以上勃起，建議盡速就醫，可能導致陰莖缺血壞死。注射讓人畏懼，因此藥廠推出尿道內塗抹 PGE-1 的劑型，但效果不如直接注射，加上同時間出現了 PDE-5 抑制劑，如威而鋼，效果優於此類藥物，PGE-1 的注射與塗抹劑型就退居後線治療。

冷 知 識　**金槍不倒，陰莖異常持續勃起（Priapism）**

　　陰莖一直硬站著不倒下是不是好事情呢？答案是很不好，而且 GG 可能會壞死。

　　勃起時，脹大的海綿體會把回流的靜脈壓扁，血液鎖在海綿體裡面。但當勃起持續 4 ～ 6 小時以上就會被認為是異常，稱為陰莖異常持續勃起（Priapism）。其中又以缺血型（Ischemic priapism）最為可怕，陰莖裡的血液完全無法進出，血液中的養分與氧氣逐漸被消耗殆盡，血液逐漸酸化，接著陰莖會感到疼痛。持續勃起 24 小時之後，陰莖血管內皮會被破壞，48 小時就會「整組壞了」了。

　　缺血型陰莖異常勃起跟陰莖海綿體藥物注射、鐮刀型貧血、癌症轉移或是藥物濫用有關，各位紳士千萬不要覺得可以持續勃起很猛，超過 4 個小時就趕快去急診就醫吧。

Q3　小弟弟變鋼鐵人——
人工陰莖植入是怎麼回事？

小弟弟總會遇到無論是使用藥物、注射 PRP 或是震波後，仍無法堅挺的狀況，如下：

- 慢性病引起血管嚴重退化
- 脊椎、骨盆及會陰受傷所導致的神經永久性損傷
- 腹部或骨盆腔手術後的勃起困難
- 陰莖嚴重變形，如佩羅尼氏病（Peyronie's disease）

這時，人工陰莖植入就是最後的大絕招。

❶ 人工陰莖植入手術的作法

將人工陰莖（penile prosthesis）植入陰莖海綿體內，取代已經無法充血鼓脹的海綿體。人工陰莖仍包覆在陰莖白膜內，使陰莖達到堅硬的程度，外觀、觸感與正常陰莖相差無幾，人工陰莖一般主要由矽膠所組成（圖4-6）。

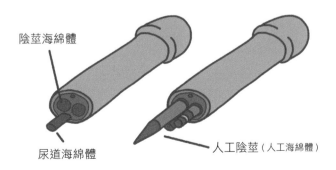

陰莖海綿體

尿道海綿體

人工陰莖（人工海綿體）

圖 4-6 人工陰莖植入手術

❷ 人工陰莖植入手術的種類

目前人工陰莖主要分成**半硬式**（Semi-rigid）與**充水可膨脹式**（Inflatable）。

■ 半硬式人工陰莖

等於陰莖多了根矽膠「**陰莖骨**」，中間包裹著記憶金屬環，可以隨意彎折角度。其長度固定，無法像自然陰莖能屈能伸，要嘿咻時得用手往上扳，嘿咻後調至下垂狀態即可。這種類型的人工陰莖由於零件少，具有使用簡單、耐久性良好、不易故障等優點。不過，因無膨脹能力，病患剛植入時大多會有點不適應，而出現陰莖不會消軟或是有收藏不便等抱怨。若是穿著寬鬆的褲子，其實並不太容易由外表看出，久了之後就會習慣。

■ 可充水膨脹型人工陰莖

將人工陰莖裝入海綿體，同時會有管路接到一個幫浦內。這幫浦藏在下腹部或陰囊內，要嘿咻前按壓開關，就能將幫浦內的水灌入人工海綿體當中，「**一按就硬**」以達到勃起的狀態。可膨脹型的人工陰莖不論勃起或消軟，均可看起來最自然且硬度良好。人工陰莖平常消軟時可以減少對白膜和陰莖海綿體產生的壓力，對於過去曾經發生人工陰莖感染、突出或是糖尿病的病人而言，使用此類植入比較安全。

■ 人工陰莖需要特別注意的事項

1. 植入人工陰莖並非馬上可以使用，因生殖器處手術傷口需要數週才能完全恢復，為了避免感染與植入物排斥、突出，需要 1 個月才能進行性行為。
2. 植入人工陰莖並不會傷害到神經，只是將堅挺的部分「**外包**」出去。進行性行為還是可以射精，也會有高潮快感，同時排尿也不會有問題。

3. 植入人工陰莖後，陰莖勃起的長度會比以前短 2 公分左右，但是不影響性行為品質。

4. 只要不出現故障，人工陰莖可以用一輩子。機械故障在十年追蹤的發生率約 5 ～ 10%，半硬式比較少故障，可膨脹式則因組成較為複雜，容易故障，發生故障的話得重新開刀、重新植入。

5. 人工陰莖是安全的手術，但其副作用仍不可小覷。常見的有疼痛與術後血腫等，嚴重的副作用如感染或是植入物排斥突出等，需要立即就醫，進行植入物移除與抗生素治療。

6. 不是每個人都適合此手術，若糖尿病控制不良，或曾接受骨盆腔手術的患者，可能不適合裝置，因此術前諮詢相當重要。

 老高建議

關於人工陰莖，在門診與網路上常常聽到有人對植入物嗤之以鼻，覺得會來做這種手術都是老不修或是想嘿咻想瘋了的男人。但是這種手術根本上跟骨折後要打鋼板恢復機能，或是無法走路時需要輔具輪椅是同樣的概念。性本來就是人的基本需求之一，**人工陰莖本質上就是種「輔具」**，不需要指指點點給予過多道德批判。

但回歸手術層面，老高建議，人工陰莖植入是泌尿科醫師的最後王牌，**做了就沒有回頭路**，術前一定要有完整的諮詢與評估，**非不得已，不輕易進行手術**。

新冠肺炎（COVID-19）會讓小弟弟垂頭喪氣？

　　2020 年大爆發的新冠肺炎 COVID-19，到 2022 年全球已約六億人感染，接近七百萬人死亡。雖說是肺炎，但令人意外的是竟然對男性泌尿生殖系統也有影響。

　　從疫情開始之後的眾多論文中發現，感染新冠肺炎的病人，男性的死亡率與重症率都高於女性。而成年男性的感染率與疾病嚴重程度遠高於青少年或男童。此外，亦有資料顯示，患有攝護腺癌且已接受荷爾蒙治療（去勢療法）者，感染新冠肺炎後的疾病嚴重程度比沒接受荷爾蒙治療的病人還低。從以上的幾個現象可看出，成年男性感染新冠肺炎後的疾病嚴重程度比其他人高，而這背後的原因可能跟病毒進入身體時的受體和男性荷爾蒙有關。

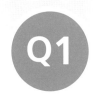 **Q1** 新冠肺炎如何感染細胞？

　　新冠肺炎病毒 SARS-CoV-2 進入人體細胞的大門稱為**血管收縮素轉化酶2 受體** (Angiotensin-converting enzyme 2 receptor，ACE-2 receptor)。**ACE-2 受體**受到身體內蛋白 TMPRSS-2 所調控，這個蛋白使病毒更容易進入細胞。此外，TMPRSS-2 會被男性荷爾蒙（睪固酮）所刺激，睪固酮經過層層的調節後，讓新冠肺炎病毒更容易進到人體細胞。

　　因此上述的病毒感染機制，許多學者提出：成年男性因為睪固酮較高，比較容易引狼入室，感染新冠肺炎的症狀比較嚴重。這個看法應證臨床上的證據：

- 男性的睪固酮比女性高，統計上男性症狀的確比女性嚴重。
- 青少年因為還在發育中，體內睪固酮濃度較低，不容易重症。
- 攝護腺癌的病人接受「去勢療法」後，體內睪固酮濃度極低，相較於沒有接受去勢療法的病人，感染 COVID-19 後得重症機率也較低。

　　因此得出結論：成年男性感染新冠肺炎後，有可能比較嚴重的原因來自於體內睪固酮濃度比其他族群高，這是種原罪。

Q2 在染疫的成年男性族群裡，體內睪固酮越高，預後越好？

在許多研究中發現，男性病人因新冠住院，剛住院時血中睪固酮的濃度越高，越容易從重症中康復，死亡率也較低。

看到這裡，大家一定頭暈了，剛剛不是說睪固酮濃度越高越容易感染，越容易得重症？怎麼在成年男性裡，睪固酮濃度越高，染疫後預後越好？這個矛盾可能是因為睪固酮濃度在不同階段會帶來不同的影響。

■ 成年男性體內睪固酮濃度遠高於其他族群，但會影響到新冠肺炎病毒進到細胞的濃度，對成年男性來說可能微不足道，但對於其他族群都算很高，因此可能存在一個睪固酮的濃度區間。在這個區間以上代表這人很容易感染重症，在這區間以下比較不容易重症；成年男性體內的睪固酮幾乎都遠高於這個區間。

■ 過了這區間，睪固酮濃度對於新冠肺炎是否容易造成感染的影響並不大，因為已經飽和了。這時睪固酮的濃度隱含著成年男性是否強壯健康？睪固酮是整體健康的表現，越高可能代表免疫力越好；即使病毒進到細胞，身體還是可以清除這些病毒，避免新冠重症。成年男性睪固酮越高越能避免重症，因為嚴重的新冠肺炎會造成睪丸受損，受損後睪固酮分泌勢必會下降，此時測得的濃度會很低。

■ 新冠肺炎的病人使用睪固酮補充或是其他荷爾蒙治療是否能幫助康復呢？目前的研究傾向是**沒有影響**。得病時男性病人所測得的睪固酮數值只是身體整體健康的指標；數值僅是結果而非原因，多補充並不會有什麼幫助。

感染新冠肺炎對性功能有哪些後遺症？

❶ 性致缺缺不想做

　　中國大陸的研究指出，新冠疫情後民眾性功能下降、憂鬱、焦慮指數上升。這個很直觀，因疫情嚴重時，民眾生活的重心都擺在防疫與存活上，「壓力山大」，大家都害怕死亡，很難把心力放在「性」這件事上。

❷ 生殖器受損

■ 睪丸受損

　　根據土耳其的研究，比較同一組病人得新冠肺炎前後的精液品質差異，發現染疫後精子濃度降低，精子型態與活動力明顯下降；同時也發現，得病後的睪固酮濃度比較低。另一個研究指出，因為新冠肺炎而死亡的病人，其睪丸病理解剖報告發現：睪丸發生嚴重發炎反應，組織內被發炎細胞浸潤，原本產生精子的構造都被破壞。將 11 個死亡案例的睪丸做 PCR，只在 1 個案例的睪丸組織裡偵測到新冠肺炎的病毒。推測是嚴重的新冠肺炎會引起全身發炎反應，進而造成血管舒張，全身血管的屏障被打破，發炎細胞浸潤到睪丸所造成。然而新冠肺炎病毒本身並不會直接攻擊睪丸。

■ 陰莖受損

　　小老弟也會在嚴重的新冠肺炎中受影響。在一篇研究中指出，某位因勃起功能障礙且對壯陽藥物無反應的新冠肺炎病人，其在接受人工陰莖植入時，竟然在陰莖切片中發現新冠肺炎病毒的存在。同時也發現陰莖海綿體血管內皮細胞的內皮型一氧化氮合酶（Endothelial nitric oxide synthase，eNOS）染

色完全消失。eNOS 是血管平滑肌放鬆的關鍵,作用時會釋放出一氧化氮,接著進入平滑肌進行放鬆。陰莖的勃起有賴 eNOS 作用,eNOS 消失就代表這老二已經沒用了。在對照組中,在沒有得過新冠肺炎的陽痿病人陰莖切片中,還是可以找到 eNOS 的染色。這個研究告訴我們,從嚴重新冠肺炎康復的病人,陰莖海綿體在染疫中可能遭受病毒引發的全身發炎所破壞。

根據英國「長新冠」(long Covid)症狀研究中發現,約有 5% 男性確診後出現生殖器縮水,另有 15% 的男性會出現勃起功能障礙。而在美國報導中,男性染疫後出現性功能障礙,陰莖也短了 4 公分之多。這些提到陰莖縮短的案例,應該不是因陰莖組織被破壞而縮短,而是因染疫後勃起功能變差,因此較不堅挺,看起來比較短,而實際上長度沒有改變。

■ 心肺功能受損

得到新冠肺炎後,有些嚴重的病人肺部功能會發生纖維化,使肺部的通氣不足;而有些人因心肌梗塞或是心肌炎,心肺功能嚴重下降,日常生活光是走路、爬樓梯就很費力、氣喘吁吁,更不用說「嘿咻」這種中高強度的運動了。

■ 染疫的創傷後壓力症候群

還有部分的人因為在疫情中住入加護病房面臨生死交關,導致即使在康復後依然餘悸猶存,而有創傷後壓力症候群(posttraumatic stress disorder,PTSD),即心理壓力太大,在短時間應該也沒有心思去想「性」這件事。

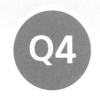

Q4 打 COIVD-19 疫苗會對泌尿生殖系統造成什麼影響嗎？

　　開始接種 COVID-19 疫苗後，台灣出現許多奇特的新聞：「施打 AZ 疫苗後，陰莖竟然異常勃起」；「AZ：男人性慾爆棚；莫德納：變身萬磁王；BNT：罩杯升一級」……這些施打疫苗後的奇特症狀都屬於個案，發生的原因應該都跟疫苗沒有什麼關係，而是另有其因，可以把這些新聞當作茶餘飯後的談資，不必太過認真。根據 COVID-19 疫苗的研究與上市後的統計，疫苗注射對生殖泌尿道相關的副作用極低，這方面的影響可以說完全沒有，不必太過擔心。

　　COVID-19 疫苗在 2020 年底全球開始大量接種後，重症率與死亡率均大幅下降。加上當時造成嚴重症狀的 Delta 變種病毒，已經被 Omicron 變種取代；Omicron 變種的特色是傳播能力很強，但致死率很低，也可能是疫苗效果壓制了。總之，Omicron 變種對於人類來說就像是「**普通感冒**」，甚至很多人確診都是無症狀感染者。Delta 比上 Omicron 對人的威脅程度，就像是「**藏獒**」比上「**吉娃娃**」。

　　可想而知，感染 COVID-19 而重症的人數比例大幅度減少，進而引發性功能障礙與睪丸受損的人也是微乎其微。因此在 2021 年討論 COVID-19 對男性性功能影響的論文如雨後春筍般露出，但是到 2022 年後，類似的論文大量減少。2022 年中後，全世界「大部分」的地區都已逐漸脫離病毒帶來的影響，COVID-19 對男性帶來的性功能損傷只存留在曾經得過嚴重肺炎的長新冠病人身上，對這群病人「性福」議題與其他性功能障礙的治療策略沒有太大不同，只要配合泌尿科醫師的治療，性功能應該都會有不錯的恢復。

老高建議

要恢復男人的堅挺不是件小事，也不是簡單的事，越早開始行動越好，同時要見樹又見林，保養與治療合併，才能效果加乘。

- **短期**：使用口服藥物重拾信心。壯陽藥物沒有成癮性，對於輕、中度的性功能障礙的病友，藥物有立即緩解需求的功效，同時也可讓小弟弟充血、補充營養。

- **中期**：可以輔助高科技的低能量體外震波或是注射高濃度血小板血漿，從局部的觀點來改善問題。

- **長期**：改善體質，採取健康的生活方式與多補充營養，越早越好。

在性功能障礙出現的早期，採取短中長期合併的策略。一段時間後，性功能逐步地恢復，甚至有希望只採取健康的生活策略，不靠藥物就可以維持良好的勃起狀態。

若無論如何都不行，還是有「人工陰莖」可以作為輔助。

第五章

我不想當三秒膠快槍俠！

「什麼！你結束了？」「唉，前男友比你厲害多了。」自從阿明的新女友跟他講過這兩句話，阿明已經失眠了好幾天。

「到底是身體出了什麼問題？」阿明思緒一直在這裡繞著。

阿明有著陽光般的笑容，身材健碩有六塊肌，異性緣極佳，感情生活豐富，但是每段感情都極快地結束了，始終沒有長期穩定的關係。最近，他覺得遇到了真命天女，價值觀與個性相當匹配，相處亦十分融洽，周遭的親朋好友也為他開心。

「就是這個人了，應該可以繼續走下去了吧！」阿明這樣想。

就在兩人第一次親密接觸後完全變了調。當阿明繳械後，女友臉色不善且皺眉地說到，「什麼！ 你結束了？好吧。」為什麼會這樣，明明自己是「巨根男」，而且相當堅挺，為何女方就是不滿意。

在多次追問之下，女方吐露詳情，「你真的太快了，我都還沒有感覺，你就結束了，每次都草草了事，我前男友比你久很多很多⋯⋯。」

阿明頓時覺得五雷轟頂，原來以為自己威猛，結果在女友面前竟然是快槍俠，於是他來到我的診間尋求協助。

「你從進去到射出來大概多久？」老高小心翼翼地問。

「應該不到 1 分鐘吧⋯⋯有時候甚至剛進去就出來了，我還以為這很正常呢，沒想到竟然沒辦法給女生滿足。」

「是從有性行為開始就是 1 分鐘？還是之前可以撐好幾分鐘，最近才變差的？」我繼續問。

「從開始有性行為就大概 1 分鐘以內，我以為大家都是這樣的。難道以前的女朋友交往沒多久就分手也是因為我太快了嗎？」「醫生我是不是有病啊？為什麼會這麼快？」阿明沮喪地說道。

「你的狀況很可能是原發型的早洩，但是早洩不是病，有許多方法可以來改善狀況的。」我跟阿明解釋。

「醫生，你不要安慰我，真的有問題要跟我說啊。」阿明似乎有點焦急。

「早洩是種障礙，治療早洩就是種自我實現的概念。」老高我推了推眼鏡，露出鋒利的眼神。

「自我實現？這是什麼意思？」阿明一頭霧水地問道。

Q1 射精的生理機制過程是什麼？

從接收性刺激到射精，層層的訊號都需要經過大腦、脊椎、骨盆神經肌肉與尿道來傳遞。射精的過程就像是在戰場上作戰一樣，由上方將命令逐漸往下傳。

❶ 作戰總司令：大腦

接收到由基層來的性刺激訊號到極致後，決定要啟動射精，便將訊號傳到脊椎，在腦中的關鍵神經傳導物質就是**血清素**。

❷ 戰場指揮官：胸、腰、薦椎的正副交感神經

來自上層的指令，地區指揮官會分成兩個路徑：正交感神經負責骨盆底肌肉、膀胱頸括約肌與尿道肌肉收縮；副交感神經負責腺體的收縮、分泌精液。這時需要兩指揮官天衣無縫地搭配，才能把訊號有次序地傳遞到性器官。

❷ 第一線戰鬥人員：攝護腺、儲精囊、膀胱頸以及尿道

攝護腺、儲精囊與輸精管負責製造與填充砲彈（精液）；膀胱頸負責關閉砲管；尿道則是負責點燃火藥（送出精液）。

射精的機制可以分成哪幾個時期？

在第一線的射精是個連續且複雜的機制，主要分為**三個時期**：

❶ 洩精期

副交感神經刺激儲精囊與攝護腺，將之前儲存的液體擠壓到尿道裡，輸精管也收縮將精子送到尿道裡，混和在一起後成為**精液**。

❷ 排出期

這時交感神經將訊號傳到尿道與膀胱頸，尿道規則地收縮產生壓力，原理跟炮彈的引信被點燃後，在炮管內爆炸一樣的道理，尿道這時的巨大壓力就是射精的推力。同時膀胱頸也收縮關閉，精液遇到膀胱頸後反彈射出，避免精液流入膀胱，維持射出方向。

❸ 高潮期

尿道收縮的訊號回傳到大腦，男士們感受到肌肉的收縮，這就是所謂的高潮「啊嘶～～～」。（如圖 5-1）

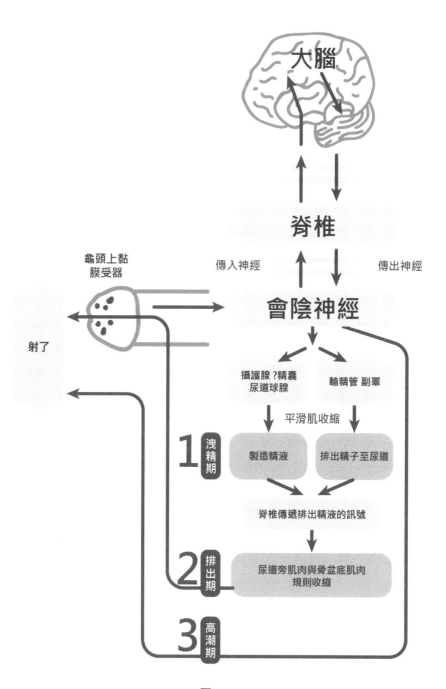

圖 5-1

男女高潮持續時間大不同

　　男生的高潮來自於尿道肌肉一連串地收縮，速度為 0.8 秒 1 次，全程約 5 秒。女人高潮來時，恥骨尾骨肌會以 0.8 秒的速度抽動 35 次，所以全程時間長達約 20 秒。

　　多次高潮的能力男女也大不同，男生絕大部分高潮後就會迅速軟掉，進入不反應期，也就是所謂的聖人模式。而女性則可以因持續刺激，引起連續高潮，最多甚至達到 20 ～ 30 次，但這也就考驗著男伴的技巧跟是否溫柔體貼了。

射精後為何會感覺尿尿卡卡的，比較慢，甚至有抽痛感？

　　射精後，尿道的肌肉與膀胱頸肌肉暫時仍處於緊繃的狀態，需要花上一段時間才能回復原本狀態。如果射完沒多久就去尿尿，尚處與緊繃的膀胱頸與尿道就會形成阻力，排尿會有困難，最常見的狀態就是尿尿「會分岔」或是滴滴答答。

　　抽痛感主要來自於膀胱頸與攝護腺尚未完全放鬆，排尿的訊號卻強迫它放鬆，使得膀胱頸肌肉與攝護腺肌肉處於進退兩難，產生痙攣，尿道抽痛感因此而來；有時這種感覺還會傳到龜頭，出現刺痛感。因此老高建議射精完後，等個 20 分鐘後再去上廁所，才不會出現不適感。

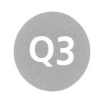 **Q3** 男性的敏感帶分布在哪？

　　男性陰莖上的感覺受器分布相較於其他皮膚區域來說更為密集，其中最敏感的地方就是龜頭腹側連接包皮的「繫帶」區域（如圖 5-2）。在嘿咻或是自己動手時，前後移動繫帶刺激這塊區域，旁邊的冠狀溝跟龜頭的感受則刺激較低，所以高潮的主力來自於繫帶附近。

　　因為高度敏感，有些性愛的技巧就以專門刺激這裡為主，是一種「快攻」的方法。坊間還傳聞有「攝護腺高潮」，以手指經肛門刺激攝護腺，或進行肛交以獲得快感（如圖 5-3）。目前科學無證據指出，直接刺激會引發腦部產生高潮，但還是有許多人提到刺激攝護腺後會感受到愉悅，可能來自於攝護腺附近的會陰神經，在擠壓後被直接刺激引發的感覺。跟攝護腺本身無關，未來還需要有腦部功能性核磁共振影像的驗證才能證明這種高潮的存在。至於操作攝護腺按摩呢？老高建議**可以不要的話就儘量不要**，如果真的想嘗試，**請務必帶好手套跟潤滑液，避免疼痛與衛生清潔的問題。**

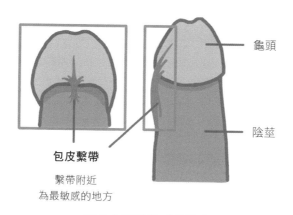

龜頭

陰莖

包皮繫帶

繫帶附近
為最敏感的地方

圖 5-2 男性敏感的地方

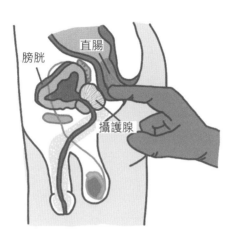

膀胱

直腸

攝護腺

圖 5-3 攝護腺按摩

　　射精發生在電光火石之間，每個男人在意的是從插入到射出的這段嘿咻時間。一般男性能持續多久呢？根據統計，嘿咻時間的平均數大約是 5.4 分鐘，差不多是一首流行歌的時間；能超過 15 分鐘的人占少數。但對於生物的繁衍來說，陰莖在陰道裡的時間長短是沒有意義的，只要能夠完成交配，精子可以與卵子結合，完成傳宗接代就可以交差了事，因此就物種繁衍角度來說，早洩不是問題。

　　但人類性行為並不是只要傳宗接代就好，性行為還可以帶來愉悅感，如果太早射出、草草了事會讓伴侶感到不滿。「早洩」這個議題在工業化之前，對整個社會而言可能還不是這麼重要，那時候一般老百姓能顧得上吃飯求生存就算是三生有幸了。性的這一塊還是偏向「增加人力」為導向，儘管可以從其中得到愉悅感，但那只是性帶來的附加價值而已。在工業時代之前，有能力追求「性功能」增強的族群大多是皇宮貴族或是有錢人豢養的煉丹術士，這些人不需要為生計所發愁。但在現代工業化

之後，社會生產力因為機械進步與工業化的因素而大大提升，人們從為生計疲於拚命中解放出來，生活富足了，整體社會就有能力去探討提升生活品質的議題；改善「早洩」正屬於這部分，「飽暖思淫慾」就是這個概念。

從醫學研究中可以看到這個趨勢，早洩（premature ejaculation）這關鍵字一直到 1970 年才在論文中被提及，到 1980 年後才逐漸列入男性學治療指引與精神科疾病診斷（DSM）中，對於早洩的定義也隨著時間逐漸改變且越來越詳細。我們的身體與一萬年前的祖先並沒有太大的不同，隨著時間而出現的一些問題，如「早洩」，本質上並不是疾病，而是一種「障礙」。這種障礙並不會影響生存，僅可能是降低生活品質與影響一個人的精神狀態。

Q1 怎樣定義早洩呢？
到底多快算是早洩呢？

　　早洩的定義會根據不同的醫學會而略有不同的差別，但基本上要包含以下三個面向：

- 陰道內射精延遲時間（Intravaginal ejaculation latency time，IELT）減少，IELT 就是俗稱的嘿咻做愛時間。
- 無法控制射精。
- 對男性本身及其伴侶造成顯著的煩惱。

　　滿足以上三點後，若有早洩困擾的男性是從有性行為開始就出現這類問題，而且每次都小於一分鐘，就稱為**原發性早洩（先天型）**。如果是原本沒有問題，但後來出現以上三點，而且 IELT 在 3 分鐘以內，就稱為**續發性早洩（後天型）**。

　　學術上的定義會隨著時間演進而變化，因若想作為臨床上實驗有點難度，一般來說，很多人記不住自己嘿咻的時間，也很難真的用手機或碼表來測量。嘿咻若還分心記錄時間，應該會令人倒胃口，此外，個人主觀的感受也很難量化，所以早洩的定義雖然重要但是把它看成「**概念**」就好。

　　老高提供臨床上認為最好用的定義：**伴侶說你早洩，你就是早洩。你覺得是早洩，則不一定是早洩。**與其糾結於時間，不如直接面對伴侶的感受才是改善問題的核心。**早洩不只是醫學上的問題，更是家庭與社會的問題。**性行為的滿意來自於雙方的感受，包括情境的好壞、愛撫的技巧、是否堅挺，

以及時間長短……這是個非常複雜的問題，而且每個人的要求不同。比如有些伴侶重視的是愛撫，對於嘿咻的時間並不在意，那麼男性是否為快槍俠影響不大。如果伴侶不喜歡做太久，早洩反而是加分。只有滿足不了伴侶需要的嘿咻時間，才會成為問題。性行為品質變差，伴侶不夠滿意才會很容易到外面找小王排遣寂寞，形成家庭社會問題。因此老高會先問各位男士們，伴侶是否對時間太短感到困擾，如果有，才需要進到下一步評估治療。

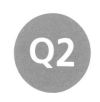

Q2　早洩這病容易治療嗎？

「問錯問題了，早洩不是病，而是種障礙。」老高會這樣子說，是因為影響做愛時間的因素真的太多了，每個人體質（基因）、體力、當時的壓力、環境、伴侶要求程度等等都有可能會影響，而且影響的原因很複雜，到目前醫學上也找不到明確的因素。就像影響人身高的原因很多，但主要是基因、飲食、體質等等決定。老高認為很難找到一個確定的原因就說跟早洩有關，醫學上定義的先天型很可能跟基因有關，但究竟是什麼基因也未得知；後天型的成因則是多樣性的，所以改善早洩的策略每個人不同。

如果以單一疾病的思維來看，早洩病人很容易陷入「XX 進行了治療有效，為什麼我沒效？」「為什麼我吃藥沒效，但是我朋友吃了卻能做上半個小時」的失落感。所以老高說它不是一種病，而是一種障礙，這種障礙是因為人類對於性生活品質的要求提高才出現，有障礙不代表有問題。

用障礙的觀點來看，早洩可以解決很多疑惑。有些人天生基因就是這樣，怎麼進行行為治療，改善的幅度也不大，這就是原發型（天生的）早洩。有些人只是太過緊張或是近來身體比較敏感，只要稍微靠行為治療或改變生活習慣，早洩的狀況就可以大幅度地改善。

雖然，兩者在臨床上都被稱為早洩，但實際上並非同一件事。還好，目前可以靠詳細的問診來稍微分門別類，根據不同的成因，單純使用行為治療、輔助藥物或直接使用藥物，對早洩的改善都有相當優異的效果。

各物種射精的時間

　　陸地上的動物交配時間差異很大，時間最長的是寬足袋鼩，每次嘿咻時間要持續 14 個小時，完成傳宗接代任務不久後就會死亡，鞠躬盡瘁。陸地上交配時間最短的動物當屬長頸鹿，從插入到射精就短短一秒鐘，牠若稱快槍俠第一，沒人敢說第二。

早洩的改善策略

　　要改善早洩，主要從三個角度來思考，第一個是降低性刺激的敏感度，第二個是降低腦中的血清素，第三個是設法及時阻斷射精的傳導。有了思考方向後，實行的方法有三種：**行為治療、藥物治療，和手術改善。**

Q1　早洩行為治療四大招是什麼？

❶ 第一招：先發制人

　　這招非常簡單，就是在嘿咻前 15 分鐘到 30 分鐘先自己尻一發。為什麼這會有效呢？事先打一槍後，男生會暫時進入「聖人狀態」，性慾與龜頭的敏感度會下降，接下來進行性行為時的刺激就不會這麼強烈，比較不容易射精了，這招先發制人屬於降低性刺激的策略。不過要記得，自己動手的那一發求快即可，不要花上太多時間跟力氣，重點是接下來的性行為。

❷ 第二招：斗轉星移

　　嘿咻的時候要轉移焦點，像是背九九乘法表、圓周率，或是在心中默念心經。這樣子可以稍微分心，降低性行為帶來的刺激，同時也能減少緊張感，不會一直擔心是不是待會就要射了。

❸ 第三招：九淺一深

　　有些早洩先生在做活塞運動時，一插入就盡全力地動，運動的最後永遠都是狂抽猛送，送完「禮物」，活動自然結束。男人記得，一定要沉得住氣。謹記「**慢慢來，比較快**」的心法，即慢慢動然後搭配少量間歇性衝刺。慢慢來的時候，陰莖受到的刺激減少，可以延長時間；而突然的深入衝刺則是給伴侶出奇不意的快感。但切記，深入衝刺後要立刻拉回「慢慢來」的節奏，避免過度刺激。

❹ 第四招：亢龍有悔

　　快要射精之前，男性都會感受到有某種「前奏」，即身體會告訴你將要發射了，這時候請立即停止活塞運動，並且骨盆腔肌肉發力，把想要射精的感覺壓下去，這種方法屬於中斷射精。

　　平常有幾項可以自己練習，首先，要感受「前奏」的方法可在自慰時，慢慢地感受快要射的前奏；自己進行比較能控制「車速」，當感受到前奏就立馬停止，等到回歸平靜時再繼續擼，反覆幾次後就能掌握前奏的感覺了。

　　至於骨盆腔如何發力、中斷射精的感覺練習很簡單，男生平常尿尿時，控制排尿中斷的感覺其實就是對骨盆腔的肌肉發力，幫助尿道括約肌收縮，這就是「凱格爾運動」。現在大家在健身房中，有些訓練核心肌群的方法也能訓練到骨盆腔的肌肉。

　　以上四招混合使用，對於後天型早洩能有不錯的改善效果，但對於先天型早洩則會有相當大的侷限。

Q2 早洩是否可以靠藥物來治療？

　　行為治療對某些人完全沒效，但對有些人來說再怎麼練仍進步有限，這跟體質有關。對於這些早洩的朋友們來說，藥物輔助出場的時刻來了。此藥物的效果分成兩類：降低腦中的血清素與降低性刺激的敏感度。

➊ 抗憂鬱劑竟然能改善早洩！

　　以前因為早洩來診間尋求協助的病人，大約有四分之一伴隨著憂鬱的症狀，所以部分醫師會開抗憂鬱劑來幫助病人改善心情。不過令人意外的是，這些抗憂鬱劑除了可降低病人的心理壓力外，竟幫助病人改善早洩。

　　經過多年的研究後，發現射精機制中最重要的神經傳導物質為血清素（Serotonin）。腦中血清素濃度高時，比較不容易早洩。常用的抗憂鬱劑，如**選擇性血清素再回收抑制劑**（Selective serotonin reuptake inhibitors，SSRIs），顧名思義就是讓腦中的血清素不容易被回收，維持腦中的高濃度，在治療早洩上，效果相當不錯，根據研究可以提升射精時間 3 ～ 7 倍。除了 SSRI 抗憂鬱劑之外，其他如三環抗憂鬱劑（tricyclic antidepressants，TCA）或是類鴉片止痛藥，其作用機制也跟維持腦中血清素濃度有關。但這些都是精神科的藥物，本來是拿來作為抗憂鬱藥物的，因此是**非適應症使用**（off-label use）。一般來說，需要使用一到兩週才會有效果，若使用半年以上可能會有藥效減退的問題。除此之外，其他副作用包含：性慾減退、高潮減退、性功能障礙等，可能會出現跟治療目的相矛盾的副作用，真的能長期使用的人也不多。

目前已有 **FDA 認可**，用來治療早洩的 SSRI 藥物，其學名是 **Dapoxetine**，英文商品名為 Priligy，**中文商品名是必利勁**。學名的英文聽起來彷彿「**打炮洩停**」，此藥物可增加腦內血清素的濃度，但對於治療憂鬱的效果不大，是專門治療早洩的藥物。建議在性行為前一小時服用，同時配合飲用大量的水。至於這個藥的效果如何呢？

一個大型研究收錄了 2,614 位先天性早洩的病患，他們治療前的平均射精時間約 54 秒。將其分成三組，分別使用安慰劑、必利勁 30 毫克、必利勁 60 毫克。試驗結果最有效的是吃 60 毫克這組，射精時間延長了 3 倍，變成 3.32 分鐘。30 毫克這一組延長了約 2 倍，變成 2.78 分鐘；連安慰劑這一組也有效果，延長到 1.78 分鐘，可見某些人的早洩跟信心有很大的關係……。結論是使用必利勁之後，大概可以延長 2 ～ 3 倍射精時間，嘿咻時間可以持續 3 分鐘左右。不過 SSRI 的副作用包含了噁心、頭暈、頭痛、腹瀉……，發生率約 3 ～ 20% 不等。服用了越高的劑量，發生的機率越高。好在這個藥的好處就是代謝快、不殘留，也是目前唯一有早洩適應證明的口服藥物，可作為改善先天性早洩的**第一線藥物**。

治療勃起功能障礙的 PDE-5 抑制劑藥物，如威爾剛、犀利士等等，對於早洩其實也有果效。在一個大型統合研究裡，沒有性功能障礙的男性朋友使用 PDE-5 抑制劑，比使用安慰劑者多了 2.6 分鐘，老高認為這個應該是使用 PDE-5 抑制劑後，陰莖變得更堅挺，對性行為更有信心，能「掌握大局」，進而影響控制嘿咻的節奏所帶來的效果。若合併 PDE-5 抑制劑與 SSRIs，對於改善早洩的效果更優於單一治療。在可見的未來，應該會出現同時治療「陽痿」與「陽剛」的合併藥物，說不定會叫「威又久」、「威而勁」等等。

❷ 「印度神油」是真的 —— 早洩的局部塗抹藥物治療

在行為治療中有一大部分都在降低性刺激，四招下來其實相當累人，如果可以直接從性刺激的源頭下手，應該會更省事，因此**能降低龜頭敏感度的局部藥物**就是一大利器。

坊間就出現過「印度神油」類的局部塗抹物，名稱上雖說是「神油」，但其實沒那麼神。它其實是由植物油提煉出來，再加上局部麻醉劑。塗了之後龜頭麻麻的，對降低性刺激當然有效，但其劑量、賦形劑或是副作用都沒有被研究過，因此沒有任何保障；製作過程是否安全也讓人感到疑慮，為了GG 的安全，還是不要亂塗來路不明的東西比較好。

順道一提，印度神油跟印度沒有任何關係，它是由香港的化工行製造發行，在 1960 ～ 1970 年代因為簡單好記的廣告詞而廣為人知，之後被許多香港電影引用，當作「迷因」一般的存在。目前 FDA 認可的局部型藥物，商品名為 Fortacin，中文名是**賦久勁**，成分為**麻醉藥物（Lidocaine ／ Prilocaine）的混合物**。這種藥物是噴劑型，在嘿咻前 5 分鐘，分別以三個不同角度噴在龜頭處，上陣前再擦掉多餘藥液。效果是能降低龜頭敏感度，但仍可以保持相當的感受，不用擔心噴了之後龜頭「**麻木不仁**」。根據研究證據顯示，不論是先天性與後天性早洩的病人都可以**提升 3 ～ 5 倍以上的嘿咻時間**。相較於口服藥物，**全身性的副作用比較少**。少數人會有局部過敏紅腫的情形，或是因服用方式不當，而導致生殖器太過麻木而失去暫時刺激的副作用。

老高建議

改善早洩的藥物全部都是**處方用藥**,需要等醫師評估後才能開立。網路上有些奇怪的網站會宣稱可以直接買到這些處方用藥,這很有可能是賣假藥或從國外拿藥來偷賣,成分不明,風險極高,使用後出事也不會有人理你,建議有需要的朋友一定要去找合格的醫師評估後再拿藥,千萬不要便宜行事,否則遇到併發症後悔莫及。

 早洩的手術治療策略有哪些？

❶ 選擇性陰莖背部神經切除手術

對於藥物，有些人會產生極端排斥。若要改善早洩，除了降低龜頭敏感度還有個終極解法，就是將陰莖的感覺神經「部分」切除。

根據近年來的研究發現，先天性（原發性）的早洩病人的陰莖不管粗的還是細的神經分支都比較多，而這個研究也把接受割包皮的先天性早洩病人分成兩組，一組是在割皮時同時採取選擇性陰莖背部神經切除（selective dorsal neurectomy，SDN），另一組是沒有做神經切除的對照組。部分切除神經的用意是為了降低龜頭的敏感度，術後結果顯示，有做 SDN 的那一組，術後陰道內延遲射精的時間（IELT）**接近 5 倍的大幅度延長**且併發症少。

關於這種手術的研究多為中小型的臨床研究，還需要大型的研究來證實，對於服用藥物效果不佳的早洩患者來說，手術的確是一個可以考慮的選項。不過部分神經切除術屬破壞性手術，雖然手術很安全，但是術前務必與醫師詳細討論後，再來決定是否進行。

❷ 龜頭玻尿酸注射——不只增大，還能變久

降低周遭神經的敏感度，除了抹藥以及將神經切斷外，龜頭玻尿酸注射近年也被用來改善早洩問題。龜頭的玻尿酸注射原本是作為陰莖增大使用，但意外地發現竟可同時改善許多人的早洩。

其原理是將玻尿酸注射進入龜頭表層後，屏障了表面的感覺受器與神經，藉此降低敏感度。根據研究發現，龜頭注入玻尿酸後，陰道內延遲射精

的時間（IELT）可增加 2.4 ～ 4.6 倍的時間，而且效果最長可達 5 年，術後亦無任何嚴重合併症；大部分的副作用是注射後局部疼痛與血腫，大多數都可以在幾天到幾周內自然緩解。但龜頭玻尿酸注射的技巧較為困難，需要有經驗的醫師操作，效果才能達到最佳。

遲遲不射，是天賦還是詛咒？

 **遲遲無法射精真的好嗎？**

　　男性常幻想每次嘿咻可以長達 1～2 個小時。實際上，嘿咻的時間太久對女生來說也是很大的負擔，**搞太久，女伴也會發火**。主要有幾點原因：

1. 嘿咻太久，**陰道分泌的潤滑液會逐漸減少**，「水姑娘」變成「乾妹妹」，很容易產生不適感，甚至破皮，嘿咻的體驗會很差。

2. 嘿咻需要體力，需消耗熱量，加上一直翻來翻去或是維持特殊姿勢，久了，女生會**腰酸背痛**，甚至抽筋；因為嘿咻搞到運動傷害很不值得。

3. 遲射可能會有個大問題，當男女雙方都希望懷孕時，遲遲不射精就無法受精，做愛最終變成受罪。若因為出現遲射而造成不孕，也請趕快來找泌尿科醫師喔。

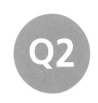

Q2　為何男性會遲遲無法射精呢？

■ 遲射的原因很多，大多是天生的；有時候是因男性在外面**亂買局部麻藥，導致沒有感覺**，少部分是因為**糖尿病造成的周邊神經病變**。

■ 還有一種遲射是故意不射出來，也就是早洩的行為訓練：「九淺一深」。本來這是個很好的行為訓練方式，但若每次快要射精時，故意不射，且最終沒射出來的話，長久下來會造成攝護腺鈣化，是慢性攝護腺發炎的危險因子。想練習延遲射的朋友要特別注意，最後還是要射出來喔。

 老高建議

1. 早洩是種障礙，不應該視為疾病。用治療疾病的角度切入治療，很容易令男性感到挫折。改善早洩可改善生活品質，進而達到自我實現。

2. 行為治療對於一部分人是有效果的，但對於另一部分人，如原發性早洩的族群則效果不佳，可以試著用藥物治療或手術治療，效果都很不錯。

3. 嘿咻的時間「貴中和」，時間不要太短也不要太長，伴侶滿意就好，並沒有標準規定必須嘿咻幾分鐘，才能令對方覺得愉悅。嘿咻不只是活塞運動，前戲、氣氛營造、事後呢喃也一樣重要，如果只重視抽插的時間，就失去了性愛的真正意義。

第六章

性趣缺缺怎麼辦？男性也有更年期

　　「最近做事越來越沒耐心，總是感到很焦躁……晚上常常失眠，沒來由地感到憂鬱，連那件事也沒興趣了。就是感覺自己變得鬆鬆垮垮的，沒有元氣。」第一次來診間的張先生沮喪地訴說著。

　　張先生 50 歲，是位乾淨體面、舉止合宜的成熟男性。工作上成就非凡，是外商的高級主管，家中有賢慧的妻子與兩個在國外唸書的兒子。在外人看來，絕對是人生勝利組。但這幾年張先生開始覺得身體不對勁，每天都無精打采，跟年輕時判若兩人。原本喜歡戶外活動的他，卻開始不感興趣，偶爾勉強自己爬山打球，體力卻大幅度下降，沒什麼活動，隔天卻腰酸背痛。做了健康檢查，除了腰圍有點粗之外，各方面數值都沒什麼問題。

　　最糟糕的是夫妻關係，40 歲之後，與太太的親密行為頻率大幅下降；年輕時是一夜七次郎，現在，一個月有 1 次嘿咻就要偷笑了。這次會來泌尿科，主要是太太在某天晚上跟他的對話：

　　「我覺得我們現在好像牛郎跟織女。」太太面色不悅地說道。

　　「你是指我們很恩愛、情比金堅嗎？」張先生有點開心。

　　「我是說我們這一年來才『做過』一次，你是不是對我失去興趣了，你說，你是不是在外面有女人。」太太梨花帶淚地哭訴。

　　張先生在外沒有女人，純粹是對太太失去性趣，也對很多事物失去興趣。「難道這就是中年危機嗎？還是我身體出了什麼問題？」帶著以上的疑問，張先生來到了門診。

老高仔細地問診後，安排了幾項抽血檢查，報告在一周後出來了，絕大多數的數值呈現正常，唯一的異常是「血液中睪固酮過低」。

「根據你的症狀與抽血結果，這些症狀很可能是男性更年期所引起。」

「男性也有更年期？這是我第一次聽到，這會有什麼問題嗎？」張先生一頭霧水地問道。

「張先生，你年輕時有玩過遊戲嗎？」我問。

「有啊，我年輕時很常玩電腦遊戲，光是《仙劍奇俠傳》跟《金庸群俠傳》我就破了好幾次！」張先生突然興奮起來。

「那我用遊戲來比喻，你玩仙劍，不管是要放萬劍訣還是酒神，都需要消耗 MP（Magic power，又稱魔力值、法力值），MP 不夠就無法放大招。對應到現實生活中，你年輕時能夠一夜七次，隔天上班沒有任何問題，晚上還能繼續，靠的就是 MP。MP 就是男性荷爾蒙睪固酮，男性更年期就是男性身體的魔法值 MP 逐漸下降，再也無法展現出年輕時的威猛。這樣講，你有沒有比較清楚？」老高講到遊戲也不禁興奮了起來。

「那我的 MP 還有救嗎？我還想恢復它，讓太太知道我寶刀未老呢。」張先生激動地說道。

「您先別激動，恢復雄風老高有很多方法，先深呼吸，待我詳細解釋睪固酮的作用。」老高推了推眼鏡，開始解釋這個驅動男性雄風的魔力——睪固酮。

一分鐘自我檢測——
我是否進入了男性更年期了？

各位紳士們先來填這個表格，如果總分數超過 3 分，您很可能就進入了男性更年期了。

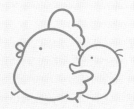

	是	否
您是否有性慾（性衝動）降低的現象？	3	0
您是否覺得比較沒有元氣（活力）？	1	0
您是否有體力變差或耐受力下降的現象？	1	0
您的身高是否有變矮？	1	0
您是否覺得生活變得比較沒樂趣？	1	0
您是否覺得悲傷或沮喪？	1	0
您的勃起功能是否較不堅挺？	3	0
您是否覺得運動能力變差？	1	0
您是否在晚餐後會打瞌睡？	1	0
您是否有工作表現不佳的現象？	1	0

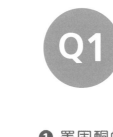

Q1 睪固酮為什麼是男性健康的關鍵因子？

❶ 睪固酮的定義

睪固酮（Testosterone）是男性荷爾蒙的一種，在人體中占最大量也最重要。90% 由睪丸的萊狄氏細胞（Leydig cell）分泌，10% 來自於腎上腺皮質。控制血液中睪固酮濃度的系統，其源頭是大腦的下視丘，往下是腦下垂體，最後是睪丸，這稱為「下視丘-腦垂體-性線軸」（HPG axis）或是性軸（Sexual axis）。

當血液中睪固酮濃度不足時，會刺激源頭下視丘的分泌；當睪固酮濃度足夠時，則會抑制下視丘與腦垂體的功能，稱為「負回饋機制」。這個精妙的機制可以維持血液中的睪固酮在一定濃度內。

在這個性軸中，腦垂體會分泌出兩種荷爾蒙，分別刺激精子生成與分泌出睪固酮，當腦下垂體有問題時，睪丸的兩種主要功能也會被影響，而精子生成需要睪固酮輔助，因此兩者是命運共同體，當睪固酮分泌有問題時，時常伴隨著不孕症的可能。（如圖 6-1）

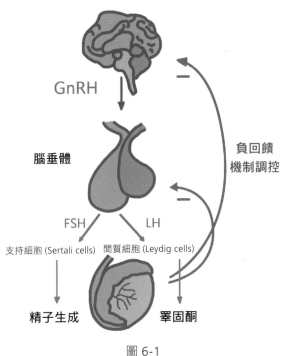

GnRH

腦垂體

負回饋
機制調控

FSH　　　LH

支持細胞 (Sertali cells)　間質細胞 (Leydig cells)

精子生成　　　　　　　睪固酮

圖 6-1

　　男性荷爾蒙還有雙氫睪固酮（Dyhydrotestosterone，DHT），它是男性荷爾蒙家族裡的二把手，由睪固酮在攝護腺或皮膚裡轉化而來，效力是睪固酮的 2 ～ 3 倍，但血中濃度遠低於睪固酮。另外還有脫氫異雄固酮（Dyhydroe-piandrosterone，DHEA），由腎上腺製造，生物效力只有睪固酮的五分之一，在成年人身上沒什麼作用。

❷ 睪固酮的功能

睪固酮大概是身體裡功能最多、最忙碌、負責最多器官的荷爾蒙，它被稱作性荷爾蒙，可就太小看它了，它的功能包含了：

- 性別分化
- 肌肉形成
- 代謝脂肪
- 增加骨骼質量
- 紅血球生成
- 提升精神
- 情慾／勃起功能

以上提到的這些作用：肌肉生成與骨質密度決定男性是否強壯、代謝脂肪可維持體態、紅血球生成與提升精神是維持男性活力，而維持情慾與勃起就是男性雄風的關鍵了。可以說睪固酮是保持雄性魅力的關鍵因子，而女性體內的男性荷爾蒙很低，因而造成生理上肌肉量與力量都略遜男性一籌。

花無百日紅 —— 男性更年期來了？

❶ 形成男性更年期的原因

　　睪丸在青春期以前幾乎不分泌睪固酮，直至青春期開始，受到中樞神經與上游內分泌器官的刺激，睪丸開始發育產生功能，睪固酮的濃度急速上升，這時男孩陰莖、肌肉、骨頭都會急速成長，這就是生理意義上的「轉大人」。成年之後，血中睪固酮會維持在一定的高原期，每天會因為晝夜節律而有所波動，但基本上會在一定區間內。不過花無百日紅，睪固酮濃度並非成年之後就維持在那不動，而是自中年之後就開始緩慢下降，進而出現睪固酮低下的許多症狀，這就是所謂的「男性更年期」。

❷ 男性更年期的本質是「老化」

　　談到更年期這字眼，在診間的男性病人都不約而同地一個反應，「男性怎麼會有更年期，我都沒感覺啊！」「我太太有 1、2 年出現更年期的症狀，但是我都沒有啊。」

　　會有這樣的反應其實很正常，一部分來自於男性的尊嚴，否認自己的問題，而最主要的原因是男性大約在 40 歲後，體內睪固酮的濃度一年以 1% 的幅度逐漸遞減，減少的原因就是「老化」。一個器官用了 30、40 年，它不眠不休的工作，雖然會自我修復，但久了之後必定會有損耗。這些耗損逐漸地累積，到了 50 歲之後，睪固酮濃度有明顯的下降之後，就會「逐漸」出現以下症狀：

- 與活力相關的症狀：情緒低落、失眠、疲勞、全身無力、貧血
- 與體態相關的症狀：肌肉量減少、大肚腩、骨質疏鬆
- 與男性雄風相關的症狀：性慾低落、勃起功能障礙

女性更年期的時間大多發生在 1 ～ 2 年內，症狀出現的比較劇烈，如失眠、情緒容易變化與熱潮紅等等，這些症狀容易被察覺所以為人所知。但男性更年期是逐漸發生的，是橫跨數十年的時期，許多人只能認命接受，殊不知男性更年期帶來許多健康方面的問題：

既然是老化，那就是正常現象吧，為什麼還要特地來討論更年期的概念呢？是疾病還是老化的差異，其中最核心的原因就是「現代人會活很久，壽命比祖先們長上很多」。

農業時代，因為醫藥與科技並不發達，孔子說，「三十而立，四十不惑，五十而知天命」。大部分的男性在 40 歲之前就因為傳染病或是意外就過世了，活到 50 歲的人是稀有動物，60 歲以上更是鳳毛麟角。50 歲以上的人在族群中扮演著長老的角色，多年智慧累積表現出對生命的淡然，其實很可能是因男性荷爾蒙低下所造成的情緒低落。只是 50 歲以上的人著實不多，關於這方面的討論也就不多。

近代公共衛生與醫藥進步後，大部分人越活越久，大多會超過 50、60 歲，這時大部分男性會經歷男性更年期，可惜的是，過去的醫學與智慧並沒有教導男性要怎麼度過荷爾蒙下降的這段時期。過去把男性更年期當作正常老化並非錯誤，但根據已開發國家男性平均壽命超過 80 歲，若 40、50 歲就開始出現男性更年期，離人生最後階段還有 30 ～ 40 年，男性更年期的出現會造

成不想動與不想做，生活品質下降，從原本行動活力自如轉變成精神委靡的大肚腩中年大叔，最後因為肌少症骨質疏鬆而長期臥床。因此這時我們要關注的重點就是從「活下去」到如何「活得更好」。治療男性更年期的症狀，就是得**改善生活品質**與**自我實現**。

❸ 數值要多少才算是男性荷爾蒙低下？

根據台灣與歐洲泌尿科醫學會的定義，**總睪固酮** 350ng/dL 以下為低睪固酮濃度，而其他學術機構也有人定義是 300ng/dL 以下。不過呢，這只是一個參考標準，主要跟睪固酮以下幾個特性有關：

- 睪固酮血液中濃度變異很大，跟睪固酮的日夜差異有關。睪固酮的濃度在上午 8 ～ 11 點達到最高峰，晚上降到最低；半夜又慢慢開始爬升，因此每次抽血測量睪固酮的時間，最好在相近時間。
- 每個人的睪固酮濃度變異很大，即使是同種族、同年齡人之間患睪固酮低下症的血中濃度也會有差異。

每台機器因為檢測方法跟試劑的不同，因此就算是同一個人檢查，不同機器出現的結果變異也會很大。因此在解讀睪固酮濃度時，應該以下面幾點為重點：

- 嘗試治療低睪固酮症是最能測試身體是否缺乏睪固酮的方式。
- 睪固酮在血液中的濃度是波動的，要在正確的時機測量（上午 7 點到 11 點間為最佳），且最好是同一台機器。
- 睪固酮低下的症狀呈現像是光譜，從輕微的缺乏活力，到中等程度肌肉減少與勃起功能障礙，嚴重時可能會有骨質疏鬆症。

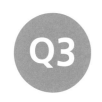 睪固酮低下如何改善？不吃藥可以嗎？

❶ 食療有幫助嗎？

很多坊間都宣稱某些食物具有壯陽效果，可以增加男性荷爾蒙，但以目前的證據來看，大多是過度渲染，**沒有證據表示：攝取哪種食物可以增加睪固酮**，以下列舉幾個常見的迷思。

■ 吃膽固醇可行嗎？

睪固酮的上游原料是膽固醇，因此有人會認為「是不是多吃一點油，就會增加膽固醇，進而提升睪固酮？」但這個方法不可行，因為體內原本就有源源不絕的膽固醇作為原料，外來多補充並無助於睪固酮提升，反而可能造成心血管疾病。

■ 吃動物睪丸可以嗎？

動物的睪丸的確也含有睪固酮，但料理完後，睪固酮究竟能被成年人吸收多少，效果還未知；但動物的睪丸皆為高蛋白與高膽固醇，要達到有效幫助提升人體睪固酮濃度之前，血管可能就已經被膽固醇塞爆了，所以藉由動物的睪丸來補充睪固酮是不切實際的想法。

■ 吃豆類有幫助嗎？

豆類富含蛋白質與植物雌性素異黃酮（Isoflavone）。植物雌性素與雌激素結構相同，雌激素在人體內會被轉換成睪固酮，那補充豆類可以增加睪固酮嗎？答案是令人失望的，根據統合分析的結果，補充豆類或是直接補充異黃酮，可不會增加血中睪固酮。

❷ 運動或減重有幫助嗎？

運動可以改善男性的體力，也可以提升男性荷爾蒙嗎？答案是不會有任何幫助的。但是如果病人是肥胖的、有代謝症候群的男性，對其進行飲食控制與運動減肥後，血中睪固酮濃度會有明顯地上升，只是幅度不大，效果有限。

冷知識　吃動物睪丸造成性早熟

動物睪丸內的睪固酮對於改善男性更年期的荷爾蒙低下不太有幫助，但不代表其中的睪固酮不會對人體造成影響。

過去常有新聞報導，爺爺奶奶想要給金孫補充營養，於是經常拿動物睪丸來燉補湯給孫子。結果孫子吃了後，在青春期前就發展出第二性徵：生殖器變大，長陰毛、喉結，身高也在短時間抽高，遠高於同年齡人。結果帶去給醫師檢查，發現竟然是「性早熟」，原因是補湯中有動物的睪丸，這些外來的荷爾蒙刺激導致第二性徵發育，同時也會造成骨骼的生長板閉合，雖然早熟卻再也長不高，遺憾終身。

男生性早熟是指 9 歲以前出現睪丸發育、長陰毛或腋毛、突然快速長高或變聲。而造成性早熟的原因眾多，有出現以上的症狀，父母應儘早帶孩子至小兒內分泌科診療。

補充睪固酮——直接恢復 Magic power

　　上述提到飲食、減重等等基本上對於提升睪固酮濃度是無效或是相當有限，最有效的方式就是直接補充睪固酮。外來的睪固酮就是藥物，許多人聞「荷爾蒙」而色變，以下就來介紹補充睪固酮的效果與可能的副作用、各種劑型以及破除常見的迷思。

補充睪固酮有哪些好處？

　　直接補充睪固酮就像在角色扮演遊戲中，角色直接服用能增加 MP 的藥瓶一樣，效果當然不像遊戲中般，能立竿見影，即刻放出大招。但補充後數天到數周就可逐步見到效果，效果有三個方面：

❶ 變得更健康與強壯

■ 增肌減脂同時改善代謝症候群

　　睪固酮濃度夠高時，會刺激幹細胞轉化為肌肉細胞；濃度不足時就會轉化為脂肪細胞。

- 增肌方面，根據之前的研究指出，睪固酮補充劑量越高，產生的肌肉量越高。對於肌力的改善而言，過去研究比較「單獨使用睪固酮注射」與「單獨運動」，兩者對於肌肉與肌力的影響差不多，但若是同時使用睪固酮與運動，則對肌肉的體積與肌力有加乘效果。
- 減脂方面，對於低睪固酮的男性，不管他們原本體重是正常、過重還是肥胖，補充睪固酮後，三組的平均腰圍與體重都會下降，其中又以肥胖組的效果最好。
- 健康促進方面，睪固酮治療組相較於無治療對照組，血脂與糖化血色素都有明顯地降低，嚴重心血管意外與死亡發生率亦大幅度降低（5.4% v.s 36.5%）。

． 根據過去研究，低睪固酮者會增加罹患第 2 型糖尿病的風險。睪
固酮的補充治療可以幫助血糖控制，糖化血色素下降，減緩糖尿
病前期惡化成糖尿病與減少併發症，如中風、心肌梗塞和視網膜
病變。不過睪固酮的效果是輔助，治療第二型糖尿病還是必須以
生活型態改變、藥物與胰島素治療為主。

上述幾個睪固酮對於健康的影響都是環環相扣的，是一種正回饋。補充
睪固酮後，增肌增力減脂，運動表現上升；病人更有動機與信心去運動，運
動後腰圍下降、改善了血糖、血脂與血壓；腰部的脂肪減少後就不容易將男
性荷爾蒙轉換成其他荷爾蒙；代謝症候群改善後，身體變好死亡率下降，有
活力持續運動。因此睪固酮是增進健康的關鍵點，適時補充，讓運動、減肥
更省力。

❷ 增加骨質密度

有句台灣諺語：「樹頭徛予在，毋驚樹尾做風颱」，意指將根本顧好就
不怕意外來臨。年紀大，性荷爾蒙不足會使骨密度降低，嚴重時還會形成骨
質疏鬆症；若意外跌倒，常常會造成脊椎骨或大腿骨折等併發症。老人家在
骨折後由於肌少症復建困難，許多人因此長期臥床，造成生活品質極差，接
連而來發生吸入性肺炎與泌尿道感染等等狀況，而成為醫院的常客。

性荷爾蒙的重要性在於抑制蝕骨細胞對骨骼的再吸收。雌激素在此的重
要性高於睪固酮，但兩者均會發生作用。而男性骨骼內的成骨細胞與脂肪細
胞中有芳香酶，可以將睪固酮轉化成雌激素，兩者一起作用維持骨骼密度。

中老年男性補充睪固酮則可以減少骨質疏鬆症的發生，骨密度對腰椎改善最為明顯。但想讓骨頭回復強度需要耐心等待，並非一蹴可幾，大約 1～2 年才會有效果。

❸ 回復活力

■ 改善睡眠品質

低睪固酮患者的睡眠品質差，主因是夜尿。夜尿是指晚上睡覺後，因脹尿或尿急而起身上廁所的情形。夜尿會影響睡眠品質，根據調查，50 歲以上的男性失眠的主要原因是夜尿，很多人抱怨只要起來夜尿就很難再入睡。而低睪固酮患者比常人夜尿次數多許多，這可能跟低睪固酮症合併下泌尿道症狀、代謝症候群，或是尿液濃度降低有關。

研究同時也發現剝奪睡眠時間後會導致睪固酮下降，有種「雞生蛋，蛋生雞」的感覺；而老男人的睪固酮會降得更低，更難恢復。目前證據指出低睪固酮的病人補充睪固酮之後，夜尿的次數明顯減少，睡眠品質也改善，目前被拿來作為改善睡眠品質的方法之一。

■ 改善認知與情緒

改善睡眠的狀況後，病人白天不至於昏昏欲睡，疲勞的狀況也會改善，有精力做自己想做的事與社交。在門診常聽到病人說，「比之前好很多」、「心情好很多，似乎回到年輕時精力旺盛的時期」、「可以維持運動習慣，還可以跟朋友打屁聊天」。

睪固酮也可作用於神經系統，影響其情緒與食慾。在動物實驗中發現，

睪固酮刺激大腦釋放血清素，血清素可以改善思考跟自我認知。根據統合分析發現睪固酮治療可以改善憂鬱症，然有效的族群限於原本就是低睪固酮症病人或是愛滋病患者。

❹ 重振雄風

■ 改善性慾低落

影響情慾的荷爾蒙以睪固酮最為重要，其他雌激素、泌乳激素也會影響。如果是睪固酮過低者，補充男性荷爾蒙後可以改善情慾，讓本來性趣缺缺的患者重新燃起慾望。不過睪固酮濃度正常的人補充之後是不會有幫助的，因為情慾這種東西很複雜，除了荷爾蒙之外，慢性疾病也會影響，遇到不對的人事物也會影響，工作生活壓力太大也會影響，因此，情慾低落是多重原因所造成，關於情慾低落，首要釐清成因，不然補了也不會有幫助。

■ 改善勃起功能障礙以及藥物治療反應率

過去認為睪固酮是勃起最重要的因素，但在威爾鋼等 PDE-5 抑制劑藥物問世後，補充男性荷爾蒙對勃起的重要性就開始下降。目前作用於輕度的勃起障礙反應尚可，但對重度勃起障礙者，就必須與 PDE-5 抑制劑合併使用才有效。目前發現，如果單獨使用 PDE-5 抑制劑無效時，睪固酮低下者可同時補充睪固酮，提升 PDE-5 抑制劑的效果。

勃起功能障礙病人常同時伴有糖尿病、肥胖、情慾低落等，睪固酮也能改善這些慢性病以及提升體力，對於患者的生活品質與性功能均很有幫助。因此在性這一塊，可以將睪固酮當作「重要輔助」的角色。

冷知識 世上有無春藥這種東西？

　　之前提到低睪固酮者若補充睪固酮可以提升情慾，讓人想到這是不是春藥？老高認為這不算春藥，睪固酮只是將情慾的分數從不及格拉回及格而已，對於睪固酮正常者則是完全無任何效果。

　　坊間傳聞有數百種偏方可以提升情慾，還有人以形補形，吃動物的生殖器以求性慾提升的效果。雖然目前科學上沒有任何證據顯示如此行可以提升情慾，但老高認為有些補品富含蛋白質，料理完後味道不錯，吃了開心、有信心，心情好對性行為也許有幫助；反之，補充過量可能造成心血管疾病，因此，老高建議可以試試看，不必太認真。

補充男性荷爾蒙的風險與副作用

　　並非所有睪固酮低下的患者都適合補充睪固酮。睪固酮有補充的禁忌症與可能副作用，以下就來介紹大家害怕的部分，並且破解迷思。

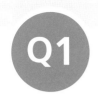

Q1　睪固酮真的不能用嗎？

❶ 攝護腺癌

　　進行睪固酮治療前，需要先排除病人是否有攝護腺癌，因為攝護腺的生長需要睪固酮的刺激。要特別注意並不是睪固酮造成攝護腺癌的，而是**睪固酮刺激攝護腺癌生長**。睪固酮絕對不是致癌因子。篩檢攝護腺癌時，需要做肛門指診與檢測血液中攝護腺特異抗原 PSA。

　　有趣的是，理論上睪固酮會刺激攝護腺癌生長，但根據過去大量的研究表明**補充男性荷爾蒙並不會增加攝護腺癌進展與復發風險**，看到這裡大家會一頭霧水，為什麼睪固酮一下會刺激癌症生長，但是補充後又好像沒事發生？

　　其實這跟睪固酮在攝護腺中受器「**飽和理論**」有關，這個意思是說血液中只要些許睪固酮就能維持攝護腺癌生長，其餘多出的都不會有影響。成年男性體內睪固酮濃度高於維持攝護腺癌成長的濃度，因此，即使額外補充睪固酮也不至於加速攝護腺癌成長。

　　既然補充睪固酮不會讓攝護腺癌惡化，那為什麼還是要排除呢？老高認為有兩點會造成各國泌尿科醫學會把它列為禁忌的原因。第一點是大家聞癌色變，光是聽到男性荷爾蒙跟攝護腺癌有關，病人就怕死了，更何況是額外補充。第二點則是對於攝護腺癌的差異性，雖然都稱為攝護腺癌，但其實這是一個大家族，根據轉移的風險性可以分為低風險、中等風險與高風險等族群，每一種風險族群的表現都不太一樣，對於高度轉移風險的攝護腺癌，任

何「可能」造成疾病惡化的因子都會被認為禁忌。但目前的研究表明,某些攝護腺癌病人補充睪固酮後,非但疾病不會惡化,甚至還有調控癌細胞的功能,降低癌症風險與復發率的現象。因此,雖然被認為是禁忌症,但跟泌尿科醫師討論治療方案了解風險並定期監測,補充睪固酮在攝護腺癌病人身上還是可行的。

❷ 乳癌

　　睪固酮在脂肪細胞中會有部分被轉換成雌激素,造成雌激素受體陽性的乳癌惡化是絕對禁忌,在評估時期就會排除此類病人。

❸ 想要生小孩

　　外來的睪固酮會抑制下視丘與腦垂體,造成性腺的負回饋而停止分泌性腺、促進激素,睪丸內的精子就會停止生成。一般停藥後數個月到一年就可以恢復到能受孕的精子狀態。但也並非所有睪固酮製劑都會造成不孕,有些劑型不太會影響精子生成。一般需要補充睪固酮的病患,年紀多在 40、50 歲以上,大多數都已經沒有生兒育女的需求;但仍有些人到這個年紀才找到真愛或是第二春,想要同時提升男性雄風與生孩子,這時,補充睪固酮這事情就不能大意,要與醫師商量後,選擇適合的劑型才不會有數年內不孕的問題。

❹ 嚴重心衰竭

　　補充睪固酮後身體內的水分會增加,對於嚴重心衰竭的病人來說是一大負擔,所以不建議使用。這裡講的心衰竭是指心臟已經無力,要把血液送出

心臟必須相當費勁，因此如果血液量增加的話，原本無力的心臟就會直接罷工，所以睪固酮在這方面絕對禁忌。但是這個心衰竭和之前提到的「心血管疾病風險」是不一樣的概念。心血管疾病風險指的是血管阻塞後所引起的心臟與血管問題，如冠狀動脈疾病、心律不整、瓣膜性心臟病或腦中風等等。這些心血管疾病有些會惡化成心衰竭，可以說，心衰竭是這些疾病的最終表現。但在心血管疾病尚未發生前，補充睪固酮可降低心血管疾病的風險。所以在還沒有發生心血管疾病前，睪固酮有「預防」的功能。假設已知心血管疾病發生惡化，形成末期心衰竭，就不該補充睪固酮，這是個補充「時機」的大議題。

❺ 血容比過高

睪固酮的其中一個功能是刺激紅血球生成，好處是血液的攜氧量可提升，提升運動表現。但紅血球變多後血液就會變得濃稠，讓人擔心是否會更容易發生血栓進而引起中風或是肺部血管栓塞呢？根據目前的研究表明，一般人補充睪固酮後，血液的確會變比較濃稠，也就是「血容比」會上升，但並不會造成深層靜脈血栓（Deep vein thrombosis）的風險。

那麼在臨床上為何要註記血容比超過 54% 就要特別注意呢？研究指出當血容比超過 54% 後，心血管疾病造成的死亡率就會些微上升。這個跟病人抽菸或是原本的心肺疾病比較有關，跟睪固酮的濃度似乎沒有什麼關係。只是大家容易想到補充睪固酮與血容比上升的關聯，而心裡覺得「怕怕的」，所以臨床上才會被列為禁忌症；實際上血容比就算超過 54%，補充睪固酮造成血栓的機率還是極低，因此老高認為仍可以使用，只需要調整劑量並且密切監測副作用就不用太過於擔心。

Q2 為了快速長大肌肉，反造成 GG 蛋蛋變小 —— 濫用同化雄激素類固醇

補充男性荷爾蒙就是補充魔法值 MP，而補充同化雄激素類固醇（Androgenic-anabolic steroids，AAS）則是使用黑魔法，短期效果非常顯著，長期卻會反噬健康。

同化雄激素類固醇是將天然的睪固酮進行改造的半合成品，睪固酮所擁有的效果它都有，甚至更強，可以說是睪固酮的「魔改版」。近代健身與運動風氣旺盛，但按部就班地訓練跟營養補充實在辛苦，有人為了速成而補充同化雄激素類固醇。的確，在補充後，蛋白質吸收能力上升，肌肉量與成長速度皆大幅度提升；訓練後速度恢復，力量變強，運動表現也變好。但這種外來增強力量的方式對於運動場上的競爭來說是非常不公平的，所以同化雄激素類固醇被列為禁藥。

然而天下沒有白吃的午餐，所有速成方法背後必然帶著相應的代價，長期使用 AAS 的副作用代價極大：外表的副作用有禿頭、容易長痘痘與男性女乳症；全身性的影響則出現易怒、血壓與膽固醇飆升、肝功能受損，甚至出現心血管疾病、內分泌系統受損。而男性雄風部分則是因負回饋機制造成**睪丸罷工萎縮，自身不分泌睪固酮也不製造精子**，與**出現勃起功能障礙**。本來是為了增肌強化性吸引力，用了黑魔法後反而造成蛋蛋變小跟不孕，真的是得不償失。

老高建議

健身是件好事，補充男性荷爾蒙增強肌力也是策略之一，同化雄激素類固醇則是「歹路不可行」，最好是不要用。如果真的要補充睪固酮，務必找泌尿科醫師討論使用劑型與使用方法，千萬不可自行使用以免遺憾終身。

❶ 非睪固酮類製劑

　　非睪固酮製劑可以提升睪固酮濃度，亦不會影響精子生成，但**長期效果未明**。對於提升睪固酮濃度都是非藥品仿單試用範圍（Off-label use），且對於抑制血脂與改善高血糖效果未明。非睪固酮製劑多作用在性軸的上游或是避免睪固酮的轉化，作用皆為**間接，效果不能與睪固酮製劑混為一談**。

❷ 睪固酮製劑

臨床上提升男性荷爾蒙的方式：**優先選擇睪固酮製劑**。目前常見的包含注射劑型、口服製劑、經皮膚吸收、經鼻黏膜吸收劑型等等。下面列表整理了台灣常見劑型優缺點，有需要的紳士們可以參考後，跟醫師討論哪種方法最適合自己。

商品	長效針劑	短效針劑	口服藥	鼻內凝膠	皮膚凝膠
補充頻率	每三個月肌肉注射一次	每三周肌肉注射一次	早晚各口服 1～2 顆藥	左右鼻孔各按壓一次，一天兩次	每天一包或瓶裝每天兩個按壓量
優點	緩慢釋出，藥物濃度穩定	快速上升濃度，適合初期治療	操作方便	容易操作、吸收迅速、不影響精子生成，不用擔心傳遞給他人	容易操作、用藥安全。避免藥物經肝臟的代謝消失
缺點	注射部位有疼痛感	注射部位有疼痛感，濃度起伏過大，血容比容易上升	每天操作濃度不穩定。有些劑型具肝毒性	每天操作	每天操作，藥物可能傳遞給他人，影響他人內分泌系統

將睪固酮的效益發揮至最大化，所需要的幾個核心戰略？

睪固酮是治療男性更年期最重要的部分。我們可把它視為「**治療**」，也可以將它視為「**保養**」。要將睪固酮的效益發揮最大化，需要幾個核心戰略：

❶ 持續治療

至少要 6 個月到 1 年才能有效果，原因是睪固酮進入人體後跟受體結合，改變細胞內核糖核酸表現需要時間。情慾恢復最快約 3 個月，其他症狀需要 6 個月以上，骨質密度改善則需要 1 ～ 2 年。所以千萬不可以「一日捕魚，十日晒網」，想到要治療才補充，而其他時間都未接受治療，這樣斷斷續續的方式是幾乎無效的。

❷ 維持濃度

血液中睪固酮濃度建議長時間維持在 450 ～ 550 ng/dL，這需要選擇適合的睪固酮製劑種類以及投藥頻率。

❸ 搭配健康生活型態

藉由睪固酮輔助身體回到比較健康的狀態後，剩下的就要靠自己了。提供一些方式給大家：

- 肌肉量上升後，該搭配重量訓練。
- 活力上升後，可以搭配無氧運動繼續減脂與訓練心肺功能。
- 骨密度上升時，搭配阻力訓練可以提升骨頭強度。
- 慢性病要繼續追蹤與服藥，睪固酮只是輔助。
- 情慾上升後如果小弟弟還是不夠硬，可以搭配 PDE-5 抑制劑。

 老高建議

男性更年期是老化的表現。老化就意味著「衰」老，隨著醫藥的進步，人會活得越來越久，但許多人延長壽命大多是在病榻上。最好的老化是年齡增長但身體機能下降不多，而改善男性更年期的症狀就是延緩各種機能的衰退，為了老後有好的生活品質，提早治療是各位紳士刻不容緩的事。

常用的非睪固酮製劑原理

1. **可洛米分**（Clomiphene）：此種藥物屬於選擇性雌激素接受器調控物（Selective estrogen receptor modulator，SERM），可以拮抗雌激素對下視丘的抑制作用，進而增加腦下垂體釋放激素，改善男性精蟲稀少症與增加睪固酮。但使用此類藥物必須腦下垂體與睪丸都有功能。

2. **人類絨毛膜促性腺激素**（Human chorionic gonadotropin，hCG）：此類激素可以刺激睪丸分泌睪固酮與幫助精子生成，能夠單獨使用或與睪固酮合併使用，且不影響精子生成。也可以治療因使用睪固酮所造成的無精症，加速精子恢復。缺點是效果**只能維持幾天**，若想頻繁注射，價格相當昂貴。

3. **芳香化酶抑制劑**（Aromatase inhibitor）：此類藥物可以減少睪固酮被轉換為雌激素，常見藥物有復乳納（Letrozole）與安美達（Anastrozole）。雖然可以提升睪固酮濃度，但可能**造成骨骼密度下降**，要相當注意。

第七章

精液不見了，
難道是腎虧、縱慾過度？

精液怎麼突然不見了？身體裡有黑洞嗎？

「醫生，我完了，上禮拜吃完你開的改善排尿的藥之後，尿是很順，但是，就是射不出來。」

「我老婆大罵，我是不是在外面亂來，都射光了。」

「有種很奇怪的感覺，好像事情沒有辦完，精液到底去哪裡了？」

「射出來是空包彈，小弟弟會不會『膛炸』啊？」

以上是在泌尿科診間常發生的對話。其實身體裡沒有黑洞，精液也不會莫名消失，這種狀況稱為**逆行性射精**（retrograde ejaculation）或是**無射精**（Aejaculation），常發生在服用攝護腺肥大藥物、患有糖尿病，以及接受過攝護腺手術的病人身上。

Q1 什麼是逆行性射精？

　　要了解逆行性射精，就要先了解正常的射精機制。射精就像**炮彈發射**，精液射出的關鍵來自於「**膀胱頸的收縮閉合**」加上「**尿道擠壓出的壓力**」。精液排到攝護腺尿道後，膀胱頸收縮閉合，接著，尿道受到擠壓後，壓力上升，被擠壓的精液就會送到閉合的膀胱頸，接著「反彈」出去。

　　吃了甲型阻斷劑（alpha-blocker）後，膀胱頸閉合的功能下降，精液不容易射出去；接受過經尿道攝護腺刮除或是雷射手術的病人，膀胱頸已經被刮除，「反彈」的屏障消失，之後射精都是空包彈。而糖尿病的病人則是因為末梢神經病變導致膀胱頸收縮不完全，或是儲精囊與攝護腺擠壓精液入尿道的量不夠所導致，有時候就會射不出來或是量很少。

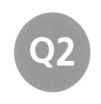 逆行性射精有沒有什麼影響呢？

　　精液若跑回膀胱，最終會隨著尿液排出，對身體不會有什麼影響，各位朋友不要擔心，不會有膛炸的問題。

　　若是因藥物引起的情況，只要停止藥物後一兩天，逆行性射精的狀況就會消失。如果是由糖尿病引起的，只要控制好血糖，並且開立幫助膀胱頸與攝護腺附近肌肉收縮的藥物則能稍微改善。但如果是接受過經尿道攝護腺手術的病人，術後大多數的逆行性射精是不可逆的。只有少部分在手術時保留精阜（Verumontanum）前的部分攝護腺組織，才有機會保留射精功能。有得有失，若保留部分攝護腺的狀況，未來攝護腺肥大復發的機會就會上升。

　　但根據許多病人的描述，他們相當重視射精出來那瞬間的感受，因此想保留射精需求的紳士們，在手術前就必須跟醫師討論是否保留部分攝護腺喔。

小陳是位 40 初頭的三寶爸。大寶剛升國一，二寶現在是小學五年級，而三寶剛出生還沒滿月。三寶年齡之所以差距較大，純粹是意外懷孕了。得知懷孕時小陳嚇了一大跳，想到自己中年體力下降，工作繁忙還要帶小孩，三寶生下來後會非常忙碌，遂不希望再有四寶了，因此來診間諮詢老高結紮的細節。

不過，他似乎對於結紮有些錯誤的認知……。

「聽說男人結紮會陽痿耶，因為沒有精液就不算男人，我很猶豫到底要不要結紮……？」「而且要動刀，我很怕痛。」小陳害怕地問。

「結紮跟性功能還有男性雄風完全沒關係，你不用擔心。」

「大多數人用局部麻醉即可，疼痛感很低，如果怕痛也可以選擇待你睡著後再處理。」

「男性輸精管結紮是愛太太避孕最好的方式，風險很低，遠勝讓太太冒險開腸剖肚結紮喔。」老高我仔細地解釋。「我來解釋男性結紮是怎麼進行，釐清你的疑惑。」

 男性結紮是如何執行的？

❶ 男性的結紮是怎麼進行的？

男性的結紮全名是**輸精管結紮**，手術方式是在陰囊的皮膚打開小洞，然後將輸精管挑出後，再用電燒或是縫線的方式將輸精管截斷。輸精管被截斷後，精子再也無法從輸精管排到人體外。

❷ 結紮後還有精液嗎？

還是會有精液。精液成分中約五分之一是精子，剩餘的是攝護腺液與儲精囊液。輸精管結紮後**只是讓精子無法排出，並不影響精液其他成分的製造與排出**，所以不用擔心。

❸ 結紮是不是一起把蛋蛋割掉，這樣不就變太監了嗎？

輸精管很細跟蛋蛋的形狀、大小差很多，不太可能被認錯，且輸精管結紮**不會影響到睪丸與血管**，絕對不會變太監，睪固酮分泌完全沒問題。

❹ 結紮後精子排不出，睪丸阻塞會不會爆掉？

　　精子在睪丸與附睪的壽命大概是48～72天，沒有排出的話會自然凋亡，然後被身體吸收。逝去的精子轉變成新生精子的原料，一種內循環生生不息的概念，不用擔心睪丸會爆掉。

❺ 結紮之後會不會陽痿？

　　陽痿跟心血管疾病、藥物影響以及睪固酮低下有關，輸精管只負責排出精子，與以上因素皆無關，所以各位紳士不用擔心，結紮後雞雞不會軟掉哦。

❻ 結紮會不會痛？可不可以全身舒眠麻醉？

　　結紮一般是局部麻醉，術中不舒服的地方最多來自於施打麻藥時的刺痛與分離輸精管時的拉痛。根據病人的描述，刺痛感就像是被大蚊子叮咬的感覺；拉痛則有點像被輕輕地「阿魯巴」的感覺。因為傷口很小幾乎可以忽略，所以術後的疼痛是由皮肉傷引起的，絕大部分病人術後都可以忍受或是沒什麼感覺。

　　如果真的無法忍受，可以考慮全身舒眠麻醉，術中不會有任何不適，也不需要住院，處理後立即可以回家。有需要者務必要跟醫師說明自己的需求，以確認麻醉方式。

結紮後是否一了百了？

❶ 結紮後是不是可以馬上「無套中出」？

　　輸精管結紮只是將輸精管的一段剪掉，雖然絕大部分的精子都是儲存在附睪與睪丸，而遠離睪丸的輸精管可能還有殘存少量精子，一般需要自己來「清槍」數次，將這些精子排出或是術後的幾次嘿咻還是需要保險套。過去的建議是 10 ～ 15 次以上才能完全排乾淨，不過老高臨床上的術後經驗大概是 3 次「清槍」後，精液檢查時就沒有精子了。

❷ 結紮之後「一定」永遠不會懷孕嗎？

　　絕大多數的輸精管結紮後，精液中都不會再有精子。但是沒有什麼是絕對的，可能有人天賦異稟、體質特異，頂著千萬分之一的機率，他們的精子多年後還是可以跨越被截斷的輸精管兩端，游到彼岸排出身體。為什麼會發生這種「黑天鵝」般的事件呢？

　　這種概念可以把它理解為，原本的輸精管像是「**高速公路**」，可以快速大量運輸精子，但結紮之後這條路斷了。被截斷的輸精管會逐漸癒合，過程就像發炎組織痙癒般，在極罕見的狀況下，輸精管斷端之間的發炎產生小條的「**產業道路**」。雖然這條產業道路不利精子前進（本來就是意外），但別低估精子能力，它可是跑得又快又遠的健將，其中更有少數活動力超強者，就像體力耐力都超強的「超馬」選手，這些天賦異稟的精子篳路藍縷地穿越這條產業道路，到了輸精管的另外一端，在射精時就會出現精液。

這些精子因為經歷很難走的路，一般檢驗時活力跟速度都很差，要再度受孕的機會非常低。但為了避免這種罕見狀況發生，目前結紮手術都會截斷足夠長的輸精管以降低「產業道路」的形成。

如果男性結紮後，女方仍懷孕了，那有兩種可能：第一，這位孩子是**天選之人**，是醫學史上的奇蹟。另外一種可能就是被戴綠帽了，孩子很可能是隔壁老王的……不過，這不屬於醫學範疇而是社會議題。

「醫師我最近那方面表現不太好，是不是腎出了問題？」

「我最近腰扭到了，會不會造成腎虧啊？」

「最近尿尿都有泡泡，是不是腎虧啊？我該不會陽痿了吧？」

有關「**腎虧**」這個話題，老高幾乎每天在診間都會聽到病人詢問，在這裡要好好來解釋一下。

❶ 中西醫的概念

在西醫的觀點中，腎臟的功能主要是過濾血液，產生尿液。除此之外，還有調節血壓和神經內分泌的功能。基本上，泌尿排泄的器官跟生殖系統在器官位置上還有一大段距離，直觀上應該是沒有關係的。而腎虧這個概念來自於中醫，中醫對腎的概念跟西醫不太相同，不只是包含解剖上的腎，還包含部分骨盆腔、陰莖海綿體與神經血管。

❷ 兩者討論是不同的概念

過去常常會有爭論，甚至有人會質疑中醫，認為根本沒有腎虧這東西。這是因為中醫的腎包含生殖器，因此性功能障礙在中醫也屬於「腎虧」。用西醫的概念來了解中醫不同系統，對於名詞解釋與生理機能，兩者講的完全不同，沒有可爭執的。

❸ 用病人聽得懂的話來闡述病情

臨床上要跟病人解釋病情時，如果病人無法了解西醫血管性勃起功能障礙，就會用「腎虧」概念來解釋，轉化成病人聽得懂的語言，常常會收到很好的效果，對於後續治療也會有很大的幫助。**兩個系統互相借鑒跟包容，常常能相得益彰**。老高認為只要好好解釋中西醫的不同，用病人聽得懂的話來闡述病情，治療合理得當，兩者可以並存。

一滴精十滴血——縱慾過度會精盡人亡嗎？

　　精液由精子、攝護腺液、儲精囊液等所組成，是「體液」的一種。其中，精子是有壽命的，**大約 72 天就會凋亡，然後重新被身體吸收，最後回到身體裡**。血液的功能是提供全身組織氧氣與養分，精液的功能與血液完全不同，所以不存在一滴精十滴血這種概念。而每天製造出的精子數量也是有限的，加上每天攝護腺液跟儲精囊液分泌的量也極有限，所以能射精的量其實是有限的。嘿咻或自慰再多次，越到後面射出的量會越來越少，但睪丸不會因射很多次就「扁」掉，男人也不會因此「精盡人亡」。在臨床上比較常出現的情況是，伴侶做完一次還想要繼續，但男人的腰力跟耐力已經透支，只好拒絕伴侶或是草草了事。因此，與其擔心精盡人亡，不如先努力鍛鍊，讓自己能在床上不會因體力不支而被淘汰吧。

　　再來談談，是否有縱慾過度這件事？剛剛提到精液的生產量每天有限，做愛再多次也不會把人榨乾。目前醫學上沒有明確定義每日正常性行為的次數，醫師建議是量力而為，不要造成運動傷害。只要不影響生活，愛做幾次就做幾次。

　　嘿咻需要性能力整合，包含了陰莖的堅挺、腰力還有耐力，相較而言，自慰只需要動動手就好，所消耗的能量低上許多。一天要嘿咻 3～5 次對男生是很大的考驗，但是一天自慰 3～5 次就是稀鬆平常的事了。

　　自慰過度有沒有壞處呢？以泌尿科醫師的經驗來說，曾經遇過病人一天打手槍 20、30 次，導致攝護腺發炎，併發尿不出來與膀胱血塊的狀況，最後需要住院手術治療，但這畢竟是極少的案例。大部分遇過的案例就是 5～10 次左右，求診者大多沒有身體上的不適，只是感到有罪惡感。老高的建議是一天 3 次到三天 1 次都是正常的，不要影響生活的步調即可。

精液的味道和顏色不對勁？

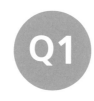 精液出現了果香味，
我得了糖尿病嗎？

「最近我精液竟然有香味，像是水果的味道，我是不是得了糖尿病啊？」

「你最近是不是有吃鳳梨啊？」老高問。

「對耶，醫師你怎麼知道我吃了什麼？」

精液的成分有五分之一來自於精子，剩下的五分之四來自於儲精囊與攝護腺的分泌液體，我們可以把精液視為跟尿液與汗一樣，都是人體的體液。我們所吃的食物裡含有氣味的分子，被身體吸收後，卻無法被肝臟或腎臟代謝，最後原封不動從尿液、汗液、精液直接排除。所以**食物所富含的氣味，很有可能在精液裡出現**。這位朋友所說的精液裡有鳳梨的香味，就跟他吃的水果有很大的關係。根據許多病人的描述，喝太多咖啡時，精液與尿液中也會出現咖啡的氣味。

精液爆血「血精症」──
我得了攝護腺癌嗎？

　　一般正常的精液呈現白色至淡黃色，無特別氣味或是有淡淡的魚腥味。但精液如果變成黃綠色且有難聞的氣味時，就要小心可能是性傳染病引起的尿道發炎了。這時候要趕快去看醫師治療，延誤治療容易造成攝護腺發炎、附睪睪丸發炎，甚至不孕。

❶ 血精的發生

　　精液如果變成紅色或是出現血塊，這種狀況稱為「血精」。**血精的發生一般是自發性而且無痛，並非有什麼特殊疾病**，大多只是儲精囊或是攝護腺的小血管破裂，少部分血液流入精液中，看起來紅通通的很可怕。但這些出血一般很快地會自己止住，大約禁慾兩到三周就會恢復正常。

❷ 少部分跟攝護腺發炎或是儲精囊結石有關

　　但一般會伴隨下泌尿道症狀或是射精疼痛，很容易跟自發性的血精作區別。攝護腺發炎一般需要數周的抗生素治療才可完全治癒，儲精囊結石出現嚴重症狀時，需要內視鏡手術將石頭去除才能治癒。

❸ 極少部分跟攝護腺癌或是抗凝血藥物使用有關

　　當攝護腺癌侵犯到儲精囊或是攝護腺尿道時，就容易出現血精，一般遇到這種情況大多是第三期或第四期的攝護腺癌。任何在正常人身上的風吹草動，因服用抗凝血劑後就容易出血，造成血精，如果一直出現無痛血精，就有可能是上述的狀況所引起，需要盡快就醫檢查。

Q3 射精完，有時下腹部會緊緊的
是怎麼回事？

　　射精的時候，攝護腺、膀胱頸與尿道肌肉都會收縮，男性射精時的快感就是從這邊來的，有些比較敏感的人除了可感受到此快感之外，還會覺得緊緊的，這些都是正常的，**休息一下就會恢復**，不用太在意。

　　但對於慢性骨盆腔疼痛的病人來說，射精這件事變為疼痛而不是享受。成因跟慢性攝護腺發炎所引發的**骨盆腔神經過度敏感及緊繃的肌肉有關**。每一次射精就是讓疼痛再**被激發**，但這並非不治之症，只要有適當的藥物控制、局部治療，如低能量體外震波（Li-ESWT）或針灸都可以達到不錯的控制效果。

少年耶，咩鬆一下哶？不可不知的攝護腺按摩

❶ 坊間的攝護腺按摩 —— 是放鬆

日常生活中當一群男生聊天，聽到**攝護腺按摩**時，嘴角大都會露出一抹奇怪的微笑。因為「去攝護腺按摩」就隱含著要前往聲色場所嘿咻；對岸也有類似說法，如「大保健」或「攝護腺保健」。射精時攝護腺內的肌肉會收縮，把液體擠出來，某種程度上也算是按摩沒錯。

❷ 醫學上的攝護腺按摩 —— 是治療

醫學上真的有攝護腺按摩。由醫護人員戴手套，塗潤滑液在手指上，伸進肛門擠壓攝護腺。用意是將攝護腺的液體擠壓出來，由於慢性發炎的攝護腺線體細胞充滿發炎物質，經由外力按壓後將攝護腺液擠出，這時可以看到有乳白色的液體從尿道口流出，裡面擠出的攝護腺液含有大量發炎細胞，按摩後可減緩慢性攝護腺發炎的不適。某種程度也是**排毒**的概念。定時攝護腺按摩是治療慢性攝護腺發炎的常規治療之一，下次聽到有人要去泌尿科做攝護腺按摩時，請不要想歪了喔。

Q1 性行為不同的安全程度分類

現代社交軟體發達，在手機上的交友軟體滑幾下就有機會約出來，進行「人與人的親密交流」。本來「食色性也」是很正常的事，不過因現在性傳染病很多，如說會流湯的淋病、生殖器長菜花、紅斑點的梅毒，或是愛滋病 AIDS 等等都是很常見的，所以性行為有其風險，精蟲充腦前請先了解風險。

危險程度就是指得到性病的機率，此跟體液的接觸有很大的關係。要避免嘿咻造成的風險，最好的方式就是**戴保險套跟不共用（針）器具**。性行為依安全的程度可以分為：無危險性、低危險性、中危險性、高危險性。

■ **無危險的性行為**：包括自慰、擁抱、撫摸生殖器以外的地方。

■ **低危險的性行為**：包括相互手淫、相互摩擦、深吻、綑綁、有保護措施的深度愛撫（如指交）、戴保險套或隔膜的口交、肛交、陰道性交。

■ **中危險的性行為**：包括體外射精、共用性玩具、沒有保護措施的深度愛撫、射精前口交、經期外

的口交。

■ **高危險的性行為：**包括沒有保護措施的肛交、陰道性交、經期中口交、將精液含於口中、共用針頭、注射器、性行為中出血。

冷 知 識 **什麼是 PrEP 與 PEP**

　　PrEP 暴露愛滋病毒前預防性投藥：持續有風險者且愛滋篩檢為陰性，得穩定持續或有需求時服用藥物，讓體內有足夠的藥物濃度以預防可能被愛滋病毒感染的風險。

　　PEP 暴露愛滋病毒後預防性投藥：對於有不安全性行為者、遭性侵害、共用針具等行為者，因為有直接接觸到愛滋病毒的血液或體液，經評估後，在 72 小時儘速內給予預防性投藥，並持續 28 天每日服用。

參考資料來源：衛生福利部疾病管制署 https://reurl.cc/RO1qpx

　　一個年輕男性來門診陳述：排尿困難、尿道中有異物感已有數個月了。他說過去沒有任何病史、沒有用過任何藥物，也沒與他人有過性行為。尿液中發現許多白血球，一開始以為是男性的尿道炎，但數天的抗生素治療後，症狀還是沒有任何改善。由於有異物感這件事讓老高感到奇怪，於是安排局部麻醉下進行尿道膀胱內視鏡檢查。

　　內視鏡下竟然發現在前端尿道有類似花椰菜般的腫瘤，於是當場做切片。數天後，病理報告是尿道黏膜的「菜花」。

　　這位年輕男性病人回診時，我告知他病理結果，並且要他坦白，到底有沒有進行過奇怪的性行為。這時他才坦承說半年前曾經因為好奇，在旅館中，用棒狀的情趣用品深深地插入尿道……結果當場血流如注，痛不欲生。

　　老高：「這麼重要的病史你要先講啊。」

　　年輕弟弟：「這件事太害羞了啊，所以不敢講……還有菜花不是只有皮膚才會有嗎？我為什麼這麼倒楣，尿道裡也會長菜花嗎？這有救嗎？」

Q2 那邊不可以！
Wrong hole，尿道也會長菜花

❶ 什麼是菜花？

菜花又稱為**肛門生殖器疣**（又稱**尖狀濕疣**），是**人類乳突病毒**（簡稱 HPV）感染造成病毒疣的一種類型。之所以被叫做菜花，只因這種生殖器疣的病灶外觀跟**花椰菜**非常相似。而 HPV 是一種 DNA 病毒，會感染人體的**表皮**與**黏膜**組織，所以不只皮膚會感染，**尿道、陰道、口腔**，甚至**呼吸道**都會感染。HPV 是男女都可能感染的常見病毒，主要經由性行為傳染。在性行為過程中，透過接觸皮膚、黏膜或體液而感染。有時外部生殖器接觸到帶有 HPV 的物品類，如毛巾或是物品，也可能造成 HPV 感染。這位年輕弟弟就是去了衛生比較差的旅館，用了不乾淨的器具而中獎的。

根據目前研究資料顯示，不論男女，每個人一生中約有 5～8 成的機會感染到 HPV。感染者一般沒有明顯症狀，通常 9 成的 HPV 感染會在 1 年內消失，少部分的感染會持續產生病灶。HPV 病毒種類多，一般非為低危險、與高危險（致癌）兩群。低危險型 HPV，如 HPV 第 6 型及第 11 型，可導致菜花或細胞低度病變。高危險群 HPV，包含第 16 型及第 18 型，是導致子宮頸癌的「元凶」，同時也跟男性外生殖器癌、口腔癌有關。

❷ 菜花要怎麼處理？

「菜花燒不盡，熬夜後又生」為什麼菜花會一直長？面對菜花，治療方式可分成「破壞性療法」及「增強免疫力療法」兩類。

■ 破壞性療法

意指直接消除菜花，又分成藥物塗抹與外力破壞。

- **藥物塗抹**：是將有化學燒灼效果的藥物塗在菜花上，逐漸溶解菜花上受感染的細胞。這個**效果需要好幾周的時間，並且不可觸碰到菜花以外的皮膚**，不然副作用很容易有局部紅腫疼痛，而其他黏膜因為太過敏感，並不適合藥物塗抹的方式。

- **直接用外力破壞**：破壞病毒感染的細胞，包括液態氮冷凍治療術、電燒、手術切除和雷射等。優點是破壞力強大，屬焦土策略。缺點則是容易有漏網之魚，復發率高。復發率高的原因主要是它在潛伏時，外觀上不見得會看得出來是否已感染。即使**治療過後，仍有部分頑固病毒會躲過各種療法，躲在皮膚或黏膜底層**，我們肉眼看不到。當身體的抵抗力下降時（如：熬夜或壓力大時）就很容易再發病。

■ 增強免疫力療法

此種方法是透過刺激人體的免疫系統來殺死病毒，例如樂得美（Aldara; Imiquimod）、干擾素（Interferon）等。優點是人體的免疫系統可偵測到許多肉眼看不到的病毒，降低復發率。缺點是其誘發免疫反應所需要的時間無法預期，且所誘發出的免疫反應強度也常因人而異。

■ 預防勝於治療：HPV 疫苗

　　HPV 疫苗也被稱為子宮頸癌疫苗，隨著時代演進，HPV 疫苗從二價、四價進化到九價。三種疫苗皆為 WHO 認可安全有效的疫苗，可大幅預防。造成子宮頸癌的主要高致癌性病毒型別為 HPV16、18 型，目前最常用的九價 HPV 疫苗可以預防第 6 型與第 11 型病毒，稱它為「菜花疫苗」也不為過。HPV 疫苗亦可以施打在男生身上，施打的時間越早越好，目前核准男性在 9 ～ 45 歲可以接種。在沒有性行為之前或是沒有 HPV 感染前接種效果最好，但有性行為後也建議接種。

 老高建議

1. 有感染過，建議還是要施打 HPV 疫苗，HPV 病毒有很多類型，感染過一種，不代表不會感染第二種。再者，它的重複感染機率很高，疫苗雖無法治療已感染的病毒，但接種疫苗仍可預防日後再次感染，減低因持續感染而演變成癌症的可能性。

2. 尿道黏膜不像皮膚可以有多種方法處理，在治療上目前僅以外力破壞性療法為主，然後需要定期做尿道膀胱鏡，看看是否復發，亦可合併疫苗注射，儘量減少復發機率。但由於尿道菜花切除後很容易造成**尿道狹窄**，治療起來相當棘手，奉勸各位男性朋友們，男性的尿道是拿來尿尿與射精的，千萬不要把任何物體塞入尿尿的地方啊。

　　小張是社會新鮮人，剛出社會工作忙碌，沒太多時間認識異性。滑手機時看到一個新的約會軟體，標榜可以快速配對，本來只是想認識女生而已，沒有預期真的能出來約會。哪知滑了幾天之後，竟然配對到一位女神級的正妹。小張與這位網路正妹聊得相當火熱，很快就熟稔起來，小張心想應該要趁勝追擊，於是很快就跟女方約見面。

　　這天他與心目中的女神共進晚餐，酒酣耳熱之際，一時天雷勾動地火，第一次約會餐後竟直奔汽車旅館，進行「人與人深入的交流」……完事後，小張覺得這一切真是太夢幻了，簡直是天上掉下來的禮物。

　　但過了幾天，小張解尿時發現有種怪怪的感覺，尿道好像有什麼東西堵住了。尿道開口有黃白膿狀分泌物且尿道紅腫，小便通過尿道時有灼熱感，連小便的次數也增多……小張非常著急，心想自己是不是得了難以啟齒的病，他問了發生關係的正妹有沒有類似的症狀，但女生說沒有，反過來問是不是他自己有什麼問題，女方一怒之下也不再與他聯繫。

　　「天上掉下來的不一定是禮物，也可能是狗屎啊！」小張感嘆道。

Q3 一夜激情後，小弟弟流鼻涕——淋病性尿道炎？

主要是由淋病雙球菌（Neisseria Gonorrheae）的感染造成，這種細菌的潛伏期大約是數天到 10 天，絕大部分是因為性行為接觸才受到感染。

❶ 淋病性尿道炎症狀

淋病性尿道炎在男性最典型的症狀是排尿時有灼熱感、排尿困難，以及尿道口有黃白色膿狀分泌物，有時會併發急性攝護腺炎、精囊炎、副睪丸炎、膀胱炎，而造成發燒、頻尿、血尿等下泌尿道症狀。在性行為時，若行口交可能會造成淋病性咽炎；若行肛交則可能造成直腸炎。受感染的婦女，其生出來的小孩可能會有淋菌性結膜炎。感染嚴重時，細菌侵犯到膝關節內會造成淋菌性關節炎。

大部分男性感染後都會有下泌尿道症狀，只有少部分人不會出現明顯症狀，這些人很容易錯過初期的治療而變成更嚴重的淋病感染。特別要注意的是，女性感染淋病雙球菌後，有一大部分感染者會無症狀或是症狀輕微，但時間一久就容易變成骨盆腔發炎，嚴重的話甚至會不孕。因此，一旦出現淋病的症狀，性行為雙方都應該去檢查以避免嚴重的後遺症。

❷ 淋病治療

　　淋病診斷不難，一般症狀非常典型，如下泌尿症狀與尿道口流膿，其分泌物或尿液很容易培養出細菌。但治療要特別小心，古早使用的抗生素早已養成抗藥性，目前大多使用第三代頭孢子黴素或是其他進階的抗生素才能有效根治。

 老高建議

性傳染病除了淋病、菜花與愛滋病外，還有許許多多種，在這裡只做簡單案例介紹給大家當個警鐘。如果曾經發生危險性行為，而後生殖器出現奇奇怪怪的症狀，如長花流膿出現斑點，請趕快至泌尿科或是性病友善門診就醫，不然會遺憾終生啊。

第八章

青春修練手冊——顧好你的 GG

40 歲之後，你想當哪種大叔？優雅型男還是油膩中年男？

A 男有個困擾，他今年已經 50 歲了，卻常被公司裡的年輕美眉或是工作上的異性廠商搭訕，覺得不堪其擾，得 show 出右手無名指的結婚戒指作為護身符，告訴主動追求的異性們，「叔叔已經結婚，而且年紀可以當你爸爸了」。

A 男的「煩惱」讓周遭同為大叔的朋友相當羨慕：「平平是大叔，為何他卻有這麼好康的事呢？」 A 男凍齡的外表、精壯的身材與成熟的氣息確實讓人讚嘆啊。

凍齡的外表是因 A 男生活的自律，但這並非自然而然發生，而是經過一番血淚的教訓才領悟出來的。學生時期，A 男是學校籃球隊的主力，那時新陳代謝好，加上規律的運動，所以體態保持得很好，是學校風雲人物。從學校畢業後，歷經工作、結婚生子，生活極為忙碌，過去養成的運動習慣逐漸消失。加上工作時常應酬，餐餐大魚大肉和酒，吃下去的熱量逐漸累積在肚子，從六塊肌變成五花肉。工作 10 年後，原本帥氣英挺的男神變成癡肥「油膩大叔」。

除了體態惡化，小老弟也出了問題，年輕時只要感覺一來就能馬上抬頭挺胸，並且在整個活塞運動中保持堅挺。現在卻要花很多力氣才能讓小老弟硬起來，在活塞運動中小老弟亦很容易「睡著」，因此招致太太的怨懟：

「就這樣？你結束了？跟以前比起來差很多耶（怒）。嫁給你就像是在守活寡。」

在愛愛上的表現越來越差，太太對於 A 男的求歡越來越抗拒，或是草草了事，兩人之間再沒有激情。

　　「人生是怎樣走到這一步呢？」A 男苦苦思索著。

　　A 男從網路上找資訊，各種社群平台與搜尋引擎根據他使用的關鍵字，向他推薦了許多偏方。標榜「用了馬上硬」、「輕輕鬆鬆勃起成功」、「讓你太太扶牆走」等產品，A 男也偷偷買來用，但有些是吃了完全無效，有些是吃了有效但身體很難受。有次吃了頭暈目眩，感覺差點升天，被送到急診才發現是產品內添加的藥物所引起的。為了生命著想，也為了改善自己中年後積弱不振的狀況，遂鼓起勇氣去尋求醫師的協助。

　　經過醫師的細心診療後，A 男依照醫師囑咐進行生活型態的改變：即使工作忙碌，A 男也會抽空爬樓梯與走路。同時對於自己吃飯非常注意，再也不會無節制的大魚大肉，根據醫師與營養師的建議做飲食控制。原本荒廢的肌力，在醫師的治療之下，逐漸恢復；下班跟周末有空檔的時間，恢復過去運動的習慣，再也不會整個周末癱坐在電視前發呆。不到一年的時間，突出的大肚腩就轉變回平坦緊實的腹部，身體顯得相當紮實充滿肌肉，氣色相當好，看起來年輕了 10 幾歲，加上工作歷練帶來的氣質成熟，現已成為優雅型男，難怪年輕美眉看到他會情不自禁。此外，也因活力上升，A 男與太太重拾年輕時的激情，在愛愛的表現上讓太太欲罷不能，直呼「老公回來了」，家庭生活更加美滿。

　　「我應該戰勝了中年危機吧！」A 男心想。

A男的故事並非個案，而是許多男人中年之後經歷過的事情，但多數人變成油膩中年大叔後，就選擇自我放棄，覺得人生這樣就好，僅在夜深人靜時暗自神傷，懷念過去年輕時的活力。有些人會來診間求助，跟老高抱怨說他們年輕時多麼威猛，是一夜七次郎，各種場合都能戰而且不畏戰。但曾幾何時，在歲月與生活的摧殘下，中年男性逐漸變成「床上淘汰郎」，還被伴侶嘲笑「過了四十歲就剩一張嘴」。老高聽完這些朋友的抱怨後，則反問紳士們一個問題：

「你曾經為小老弟的健康付出過努力嗎？」

　　聽到這裡，很多朋友們一定會覺得，醫師你是在說什麼。「小老弟的健康還需要努力嗎？」

　　老高用大家最熟悉的車子來比喻，身體就像車子一樣，只要一落地開跑就會有磨損，每隔一段時間就需要保養。不保養的車子會越跑越慢，最後連引擎都發動不了。反之，保養得宜的中古車則可以開上 20、30 年以上，再加上小心使用，撐得更久一些沒也什麼問題。對應在人體上也是一樣的道理。

　　但有人會說，人生好難有需要這麼辛苦嗎？人生追求順勢而為，無欲無求，任憑自然衰老，偏向道家、師法自然的作法不好嗎？這個部分是每個人的價值選擇，只想要活得開心也很好。但若是「不做任何努力」的狀況下，還想要求一直保持年輕時的體態與活力，真的是想太多了，想要馬兒好又要馬兒不吃草是不可能的，那根本是癡人說夢。

女性們為了保有青春，下了無數的功夫——吃的營養品、擦的保養品以及醫美技術。女為悅己者容，女性們耗費心力、時間、金錢令人尊敬，因此男生們為了保持青春與堅挺，豈能不努力呢？

記住，年輕時的健康靠的是**天賦**，中年之後的活力靠的是**自律**。

中年之後，尊嚴是靠自己掙來的，需要自律地鍛鍊跟保養。或許仍有很多男士說，真的太辛苦了，那麼老高在這裡給大家帶來福音——「男性的青春修練大法」。這個大法有什麼好處呢？就是不打高空，其中「內功」著重在建立正確的心態，提醒生活上容易忽略的部分，避免各種 NG 的生活習慣以及學習如何輕鬆執行。「外功」的部分則是輔助角色，在「內功」窒礙難行時，使用外功的力量幫助男士們輕鬆跨越困難，「頭過身就過」，內外兼具，相輔相成。

以下分別介紹內功與外功：

內功六大招

　　內功的用意就是「固根本」，保持良好的體態與心態。保持良好體態的用意即為降低心血管疾病的風險、維持性吸引力，以及保證嘿咻時能持續輸出不腿軟。

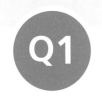

Q1 好好吃飯，人如其食

「**You are what you eat.**（人如其食，你吃什麼就像什麼）」。許多男性過了中年之後，常常要需要聚餐應酬。而美食的背後其實就隱含著高糖、高油、大量調味等因素。攝取過多，這些美食被人體吸收就會轉化成脂肪囤積在肚子裡，變成大肚腩；囤積在肝臟變成脂肪肝；囤積在血管就會造成心血管疾病。追求美食是人的天性，叫人不要美食實屬違反人性。老高建議不必要每餐都吃精緻美食，可以將追求美食當作犒賞自己的一種儀式，平常生活則採取健康的飲食方式。在這種交替的飲食方式下，偶爾吃頓美食所帶來的愉悅感則會放大。平時的健康飲食可參照以下的幾種原則進行：

原則 1：均衡飲食，毫不偏廢

均衡的意思就是六種營養成分都要吃，不能因為哪種特別好吃就只吃那種。因為維持身體健康的運轉需要各種營養素，有的負責提供細胞能量，有的負責細胞構成，有的是體內化學反應的催化劑，適量且均衡的攝取就能保持身體機能和諧地運轉。六種營養成分如以下列：

■ 全穀雜糧類

這個種類以澱粉構成，是人體醣分的主要來源，身體消耗熱量時首先燃燒醣類，稱它為人體熱量的發動機也不為過，是人類的主食。傳統以白飯、麵條、或是麵包做為主食的攝取，雖然富含澱粉，但因過度的精緻加工導致缺乏其他營養素，因此建議白米飯搭配其他全穀雜糧類，例如糙米飯、五穀飯、燕麥、甘藷、紅豆、綠豆等來獲取維生素 B 群與 E、礦物質及膳食纖維

等其他營養素。而麵條和麵包偶爾吃吃就好，不建議當作主食。

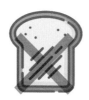

■ 蔬菜類

　　蔬菜類為維生素、礦物質及足夠的膳食纖維來源。膳食纖維可以維持腸道健康、增加飽足感並且幫助排便。同時蔬菜類也富含許多對健康有益處的抗氧化劑，像是花青素、胡蘿蔔素、茄紅素等，可以減緩血管與身體組織老化。料理方式老高則建議簡單川燙或稍微炒一下即可，簡單的料理方式可以避免蔬菜中的營養成分流失。至於炸物店的炸青椒、花椰菜、四季豆等等則是完全不建議，因高溫油炸會破壞抗氧化劑，且蔬菜會吸油，吃下這些蔬菜炸物跟喝油沒有什麼兩樣，非但沒有吸收到好養分，反而攝取過多油脂。

■ 豆魚蛋肉類

　　豆魚蛋肉類是蛋白質主要來源，為長肌肉的基本原料，建議選擇脂肪含量較低的豆魚蛋肉類食物，避免油炸及加工肉品。例如說雞胸肉料理方式可以用舒肥或是用烤箱烤，避免油炸變成雞排，雖然蛋白質增加了卻也攝入大量的脂肪。至於加工過度的蛋白質製品，如香腸、火腿、漢堡排等等，偶爾吃吃可以，不建議當作蛋白質的主要來源。

■ 乳品類

每天早晚各喝一杯奶（一杯約 240 毫升）才能補充足夠的鈣質，其他如小魚乾、黑芝麻、豆干、豆漿、海帶或深綠色蔬菜也是很好的來源。如果喝牛奶覺得肚子不太舒服的話可以先從少量慢慢喝，或是嘗試發酵乳製品（例如無糖優酪乳、優格、起司等）。有人會問「豆漿是否能取代牛奶呢？」豆漿雖然含有蛋白質，但鈣質大約只有牛奶的七分之一，不能完全取代乳品。此外，豆漿屬於**豆魚蛋肉類**，因此老高建議兩種都要攝取，沒有取代的問題。

■ 水果類

水果含豐富的維生素、礦物質與抗氧化劑，是身體排毒的好幫手。根據國民健康指數的建議，每餐水果的攝取量約吃 1 個拳頭。且水果外皮也富含有膳食纖維與植化素等，可以幫助排便與抗氧化。老高建議有些水果可以一起連皮吃，如蘋果、奇異果等等，這麼好的營養素浪費實在太可惜。當然，水果外層的農藥殘留讓人害怕，有這樣擔心的人可以選擇有機栽種的水果或是含有零農藥殘留認證的產品。

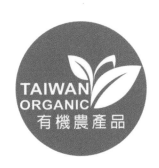

■ 油脂與堅果種子類

　　油脂類是身體細胞膜與代謝的基本構成，許多人因高膽固醇會增加心血管疾病的風險而聞「油」色變，卻忘了油脂也是基本營養素。油有分好油跟壞油，壞的油富含飽和脂肪酸與**反式脂肪**。飽和脂肪在室溫下呈固體狀態，很容易辨認。牛油和豬油等動物脂肪，以及某些植物油（例如椰油和棕櫚油）都含有大量飽和脂肪。而反式脂肪大多來自於植物油，雖然屬於不飽和脂肪酸，但大多經過「氫化」加工處理後，變得比較穩定，可以拿來做**炸物、蛋糕、甜點、酥皮**等，涵蓋範圍很廣；就是吃起來會非常開心的「垃圾食物」範圍，只要看到「氫化油、酥油、人造植物油、人造奶油」，基本上就是反式脂肪的代稱。

　　壞的油才是心血管的殺手，食用過多會增加壞的膽固醇（低密度脂蛋白）與降低好的膽固醇（高密度脂蛋白）。壞的膽固醇會引起發炎反應然後沉積在血管壁，致使血管內壁增厚、血管彈性降低、血壓上升，增加血栓、中風、心肌梗塞等心血管疾病的可能。

　　好的油老高建議選擇不飽和脂肪含量高且反式脂肪為「零」的油品，如橄欖油、葵花油、大豆油等，並且建議低溫烹調，如此不易使不飽和脂肪酸變質。油脂類也可以用**無調味**堅果種子取代，如花生、腰果、核桃、杏仁及開心果等。除了補充好的脂肪外，也富含維生素 E 及礦物質等，用來取代

食用油會更健康，但也需適量食用以免攝取過多熱量，每一餐的量約一茶匙（約一大拇指節量）即可。

原則 2：少喝含糖飲料，水分攝取以白開水為主。

台灣到處都是飲料店，含糖飲料喝下後讓人心情愉悅，但帶來的危險非常巨大，主要來自於飲料裡的果糖會快速使血糖上升，此時胰島素必須快速分泌應對，長久飲用會造成胰島細胞衰竭，糖尿病找上門。且果糖被吸收後很容易轉換成脂肪，肚子裡的肥油體積也會快速長大。因此關於手搖飲以及各種含糖飲料，最好的方式就是不要喝，但這太不實際，有幾種方法可以減少手搖飲攝取量，第一個是將頻率減少，從每天 1 杯變成三天 1 杯到一周 1 杯；第二種方法是降低份量，本來都是點大杯就改中杯；第三個是降低甜度，全糖、七分糖、半糖都不要，從三分糖開始往下選擇，最好是選擇無糖；第四種是儘量不要加配料，如珍珠、布丁等都是熱量炸彈，吃下去沒多久就直接變成肚子裡的肥油。

戒手搖飲沒那麼簡單，因為糖分很容易上癮，根據上述的四種方法來戒飲料，需要意志力跟計劃。從經濟上的角度來想可能比較容易，現在一杯手搖飲動輒 60～70 元起跳，高價一點可能 100～200 元，基本上就是一個便當的錢，降低喝飲料的頻率除了幫自己的健康存老本外，同時也守住了荷包。真的很想喝可以設一周的某一天喝飲料，如辦公室制定一周一天「**飲料日**」，可以給生活加上儀式感，同時增進同事的情誼，最重要的是可以相互監督，一舉多得。當然，最好的飲料還是白開水，既便宜又健康，同時還能預防結石；如果覺得沒什麼口感，有時可改喝氣泡水或是在水裡加點天然果汁也是折衷方案。

原則 3：適量飲酒可增加情慾，飲用過度反而造成不舉

酒精被人體吸收後，一開始會出現舒服、飄飄然的「微醺」感覺，可能令感官更為敏感、開心、愉悅等，統稱為欣快感。這是因為飲酒之後，腦部分泌出多巴胺，讓人產生愉快感。少量飲用時，這種欣快感在人際關係中是很好的催化劑，可以幫助人放下心防，對於關係的更進一步有很大的幫助。

但酒精也有抑制中樞神經的效果，大量飲用後，反而會出現昏昏欲睡、不醒人事、勃起困難或是射不出來無法達到高潮等症狀。連嘿咻的力氣都沒了，這種狀況稱為醉酒後陽痿（brewer's droop）。酒精除了作用於中樞神經外，也會抑制身體裡的抗利尿激素（antidiuretic hormone，簡稱 ADH）。這個抗利尿激素失去作用後，腎臟就無法留住水分，製造出大量的尿液，因此喝酒太多的人會忍不住地跑廁所。各位紳士們想像一下，當你要提槍上陣時，卻因為膀胱太脹只好跟伴侶說要先上廁所，對方應性致全消，真的很尷尬。

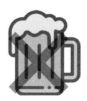

長期飲酒過量對身體的傷害很大，目前為人熟知的有成癮、肝臟受損導致肝硬化、睪丸受損導致睪固酮分泌下降，與新陳代謝改變導致肥胖「啤酒肚」等等，因此酗酒真的是「母湯」。

同時提醒一點，如果喝酒後很容易臉紅跟頭痛，可能是肝臟中缺乏代謝酒精分解後的酵素，導致酒精的分解產物「乙醛」在身體內累積而臉紅跟頭痛。這個乙醛是**致癌物**，如果是這種體質的話，就儘量少喝或是不喝。

 老高建議

有人會問，要喝多少酒才能達到提高興致又不會影響勃起，這個部分因人而異；因為每個人對酒精的代謝與反應都不同，每次喝的酒精濃度也不同，很難量化。如果真的要喝，一到兩小杯即可，喝酒的重點是助興與助「性」，而不是要跟人拚酒。

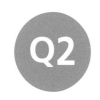 睡飽讓小弟弟「精神抖擻」

來到診間尋求小弟弟問題的紳士們，過半都有睡眠方面的問題。其中最常見的是睡眠不足。睡眠對於勃起功能的重要性在第四章已詳述。充足的睡眠可以提升精神與降低心理壓力，有放鬆的心情才會有「性致」。對小弟弟來說，好睡眠可讓夜勃完整進行，小弟弟才能藉夜勃補充養分、「頭」好壯壯。但如何擁有良好的睡眠呢？

❶ 固定時間與儀式

每天在固定時間入眠，且盡量在 12 點之前入睡，避免熬夜。如果可以的話請穿相同款式的睡衣，睡在同一張床上。

❷ 保持單調避免複雜

睡前避免工作、處理複雜事務、或是滑手機……這會讓大腦處於警戒狀態，即使躺在床上很累、昏昏沉沉也難入睡。盡量看無趣的書或是聽單調的音樂，試試看白噪音，如**風聲、下雨打雷聲、海浪聲**等。

❸ 提升皮膚溫度

睡前可以進行淋浴、泡澡或是泡腳，提升人體的皮膚溫度，促進血液循環。減少與人體深層（內臟）溫度的差距，更容易入睡。

睡眠的品質如何量化監測也是很重要的事，現在有很多智慧型手表可以監測心跳、血氧量與追蹤睡眠品質，什麼時候入睡跟中途起床都有很詳細的

紀錄。男士們可以藉睡眠追蹤來檢視自己的睡眠品質，以及是否有夜尿或是睡眠呼吸中止症等情形，如果有以上的問題，及早至診間求診，大多可以得到改善，小弟弟也能因此而受惠。

❹ 改變工作型態或是從外力幫助

還有一種情形是因為工作與生活上的影響導致睡眠嚴重不足，老高也時常遇到工程師因為很晚下班，回家後還得處理工作上的事或是跟國外的客戶開會，解法就是改變工作型態（換工作、換單位）或是藉外力幫助（吃安眠藥或是補充褪黑激素）。不過安眠藥物有鎮定效果，很容易造成勃起功能障礙，在使用前還是得跟醫生好好討論。至於改變工作型態，如換工作換單位、就超越了老高醫療專業上的範圍。不過現代工作的型態多元，相信一定有很多工作是不需要犧牲睡眠與生活品質，亦可有相當水準收入，這就有賴大家探索與研究了。

Q3　抽菸會倒陽，沒有比較帥

　　許多電影中，男女主角翻雲覆雨後，男生便在床邊點起了一根「事後菸」，加上看起來若有所思的神情，使男主角的個性顯得更立體，觀眾看到這一幕紛紛讚嘆「真是帥爆了」。不過，老高要告訴大家這一點也不帥，吸菸不但不會增加男子氣概，反而會導致陽痿。

　　吸菸的一般壞處已廣為人知，最常見的為傷害肺部，引發慢性阻塞性肺疾與肺癌，但其實菸裡的焦油與尼古丁也會導致血管硬化，首先遭殃的就是末端血管——小老弟正好是末端血管，很快地就出了問題。在老高的門診病人中，約 30 歲左右就出現血管性勃起功能障礙的年輕病人，幾乎都是十幾年的老菸槍；文獻研究也符合老高的門診觀察，抽菸的病人發生勃起功能障礙的風險會增加百分之六十。抽菸時可能會有欣快感，但是現在的開心可是拿未來的健康換取的，癮君子們還是趕快把手中的菸熄了吧，如果戒菸有困難，各醫院有開立戒菸門診，有許多種方式幫助你戒菸。

老高建議

改吸電子菸行不行呢？老高的建議是千萬不要，因電子菸的添加物不明而且複雜，帶來的風險其實並不比傳統吸菸低。根據近來的研究，吸電子菸者患心臟病的風險比不用此類產品的人高出 56%，中風的風險則高出30%，勃起功能障礙風險更是整整提升了 2.4 倍，真的是得不償失。老高強烈建議，為了健康，同時也為了小老弟的堅挺，最好的方式還是戒菸，什麼都不要抽。

Q4　運動提升健康與堅挺，一舉兩得

運動減肥不僅可以改善心血管疾病，也能同時改善小老弟的充血狀況；減掉肚子裡的肥油亦可以減少男性荷爾蒙在脂肪中被轉化為女性荷爾蒙的好處。第四章提到，建議有氧運動跟無氧運動一起併行。

有氧運動改善心肺功能，有助於性愛時的持久；無氧運動訓練爆發力與肌力，增進性愛時活塞運動所需要的腰力。但現實是工作很忙，下班只想休息，要男士們專門去健身房或是按照課表規律地運動，實在是強人所難。老高建議**從簡單的開始**。

❶ 沒時間做有氧運動，就拿生活中的空檔時間來做

例如用爬樓梯代替搭電梯，上班時候能走動就盡量走動，時間允許的話可用走路搭配公車或共享單車來進行，如一般成年人半小時的腳程是 2 ～ 3 公里，在這個範圍內可以考慮用走路上下班，超過預定的時間再搭配公車或共享單車等，可以很有彈性地進行運動。吃完晚餐後也可有 30 分鐘到一個小時的慢走。周末可以撥出更長的時間來進行慢跑、騎腳踏車、游泳等有氧運動。

❷ 重量訓練的部分，沒時間去健身房也有很多替代方案

例如在上班空檔進行徒手深蹲，睡覺前也可進行深蹲或是以地板棒式來訓練核心肌群。時間不用久，一開始可以一次 15 下，一天從 2 組開始，接著再慢慢增加。

老高建議

運動的重點來自於簡單的開始做、隨時做、持續做,長時間下來對身體都
會有好處,小老弟的健康也能繼續保持。

「也太髒了吧。內褲 2 ～ 3 個月就應該更換,因為胯下很容易流汗、累積汙垢,內褲一洗再洗也無法完全清除陳年老垢,材質也會被破壞掉,還有你那個包皮應該要割了……。」

「每兩個月換內褲,很貴耶!」病人抱怨道。

「保持貼身衣物定期更換,可以提升你的生活品質,不再有那種酸臭味,和伴侶的親密關係也可以更進一步。如果真的覺得貴,可以一次大量購買壓低價格,這樣比較划算。」

「好吧,我來試試看。」病人不情願地說道。

這位病人最後聽了老高的話,割完包皮並且定期替換貼身衣物後,據他的描述,其生活品質大為提升,跟女朋友的關係也更為親密。割完包皮的一年多後,有天他帶著女朋友來跟老高說他們即將步入禮堂,完成終身大事。他非常感謝我幫他處理好下半身的衛生問題,改變了他的人生軌跡。

Q5　整潔乾淨的男人最有魅力

　　台灣地處亞熱帶，加上全球暖化，夏天的氣溫動輒衝上 35 度以上，宜人的涼爽時間越來越少。在這種氣候下，只要出門就很容易流汗、全身溼溼黏黏，當身上充滿流汗的臭酸味，絕對難以散發出性的吸引力，因此清潔成為非常重要的事情。

❶ 乾淨的小老弟魅力爆表

　　每天都要洗澡，夏天沖一兩次也不為過。清洗小老弟時，如果包皮過長，務必把包皮退下來露出龜頭，把包皮垢沖掉、用溫水與少量的沐浴乳，或是一點點的肥皂清洗。要記得，難聞的小弟弟讓人作噁。如果包皮與龜頭一直出現異味與發炎，那就來割包皮吧。沖澡時，直接用水流清洗龜頭，省下每天反覆退下包皮與清洗的時間，你清潔方便，伴侶也喜歡，一舉兩得。

❷ 貼身衣物要選好並且定期更換

　　強烈建議選擇透氣與吸汗力強的內褲。溼熱的天氣會讓胯下會陰部更容易出汗，不透氣與吸汗差的內褲容易形成汗垢且累積在胯下，造成細菌孳生，而引發包皮龜頭炎與泌尿道感染。貼身衣物需要**定期更換**對女性來說應該是常識，但男性就是少一根筋，對這種事沒什麼概念。

　　男性的下半身，乾不乾淨很重要。

老高建議

各位男士們的內褲使用期限，最多三個月就要換，避免細菌孳生。若包皮過長或包莖導致反覆發炎發臭，該割就割，一勞永逸維持乾爽。

　　身體健康的中年男性來診間求助，自述勃起功能不是很好。早上還是會有晨勃，但他老婆卻性趣缺缺，對於性事卻不熱衷。太太跟他都覺得性這件事很無趣，只當作為傳宗接代。老高我心裡想，這聽起來很奇怪，性這件事怎麼會很無聊呢？仔細一問，才發現一件令人非常驚訝的事：

　　他們夫妻的床事，「完全沒有前戲」，純粹只有插入，嘿咻就像是例行公事，**沒有任何愛撫**。

　　「難怪你太太會性趣缺缺，嘿咻就像寫文章一樣，需要**起承轉合**，沒有前戲與後戲，直接入洞房，女性的身體會疼痛，心裡會空虛難受。」老高我說。

　　「跟太太在一起也要這麼講究嗎？都老夫老妻了。那我要怎麼做呢？」這位先生苦惱地問。

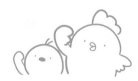

Q6　提升「房事」體驗，一條龍服務做到好

嘿咻分成三個階段：**前戲、主菜、後戲**。前戲就是開場乾柴烈火，主菜就是活塞運動，後戲就是收尾，三者連貫皆不偏廢，就能帶來美好的性愛。

冷知識　BDSM 是什麼？

BDSM 是四個英文字的開頭所組合的字，分別是綑綁（Bondage）、調教（Discipline）、支配（Dominance）、臣服（Submission）。它代表的是一種性行為的類型，將性快感、痛感聯繫在一起的性活動，即通過痛感獲得性快感的性活動。

BDSM 因為著名小說與電影《格雷的五十道陰影》而廣為人知，有些人會認為 BDSM 這種情趣玩法是種病態行為，不過美國精神醫學學會（American Psychiatric Association）認為，只要該行為的參與者自願，且不造成任何一方精神痛苦，BDSM 便不屬於精神疾病。

現在社會多元，只要雙方同意且在不影響他人身心健康，大家對於BDSM 這種概念應該採取包容心態，至於如何進行就請大家自行找尋資料了，老高不是專家（真的不是）。

這位先生只做主菜，伴侶的情慾都還沒被撩起來，就直奔主菜，有種趕鴨子上架的感覺，讓女性感受真的很不好。沒有前戲，陰道尚未溼潤，小老弟強行進入乾燥區導致疼痛感，長久下來會讓女性對性行為心生畏懼。若加上做完後呼呼大睡，更會讓對方覺得你只把她當成洩慾或生殖的工具。因此，沒有完整的流程真的相當母湯。以下是老高給各位嘿咻三步驟的衷心建議：

❶ 前戲：包含了氣氛營造、語言、以及輔助技巧。

■ 氣氛營造

許多來諮詢的男士們，在氣氛營造上最主要的問題就是「單調」，每次跟伴侶辦事的地方都在固定的地點，一般都是居住處的固定房間。久了之後會讓人乏味，甚至給人一種不用心的感覺。老高告訴各位，氣氛營造的精神是「**飽暖思淫慾**」，吃得好，吃得舒服，環境友善讓人放鬆，燈光美氣氛佳，自然容易提高情慾。所以一到節日，各種知名餐廳、汽車旅館、民宿與溫泉旅館飯店一定會被訂爆。大家心想，這種事我都知道還需要老高講？但實際的狀況是男人一旦進入到老夫老妻狀態，以上提的基本常識會通通忘光光，嘿咻就只剩下動作，什麼氣氛營造完全拋諸腦後。

所以氣氛營造該怎麼做呢？原則上就是八個字「**避免單調，創造驚喜**」。這個概念就跟各位年輕時追求女生一樣，帶伴侶去好吃的餐廳、風景漂亮的地方、住好的飯店，在生活上用點心思、創造驚喜，哪怕是最簡單的送朵花或是伴侶喜歡的小東西都有助於營造。如果喜歡刺激的環境才能引起性慾，像是在車上、野外之類的，或是角色扮演、性調教 BDSM 的部分，只要雙方同意、開心，老高也覺得可以，不過要特別注意隱私與安全衛生的部分。

■ 語言

許多紳士求診時抱怨伴侶在床上就像條「死魚」，嘿咻時氣氛尷尬，雙方沉默無語。這種事一旦發生，責任歸屬百分之百在男性。愛愛是兩個人的身體交流，對話也是交流關鍵的一環，紳士們應該引領話題，「保持沉默」在這個時候可不是一件好事，又不是在演默劇。

很多紳士表示「啊，我就不知道該說什麼啊。」根據研究，在愛愛的時候，**說些什麼比什麼都不說好上許多**。最簡單的就是稱讚對方，比如說「寶貝你好漂亮／美麗／很香」、「你真的很棒」之類；亦可以進行角色扮演，用角色帶入平常不會說的話，進而帶到親密行為。角色扮演有太多劇本，大家可以上網搜尋應該會有很多靈感，老高就不贅述。

兩個人在愛愛時的互動，甚至連「爭吵」都有效，所謂「床頭吵床尾和」、「和好砲」就是這個概念。爭吵時心跳、血壓、呼吸以及荷爾蒙的分泌都會上升，讓人的情緒處於高昂的狀態，這種狀態正適合與伴侶來上一發。各位朋友們可以去看電影《史密斯任務》中，布萊德彼特與安潔莉娜裘莉在家中大打出手後馬上乾柴烈火的場景，應該就可以明白老高說的，「爭吵」也是性愛催化劑的概念。如果氣氛很乾，各位一開始不知道要說什麼，亦沒辦法進行角色扮演或是情緒高昂的對話時，就以**讚美伴侶**作為開始吧。

■ 輔助技巧

在前戲時，除了講話外，手也不應該閒著，需要了解對方身體的**敏感帶**。每個人身體的敏感帶都不同，整理幾個常見的：在耳後輕聲細語，輕觸碰乳房，用指腹輕觸皮膚等等，這個部分因人而異，需要紳士們自行去探索。輔

助技巧在進行主菜活塞運動之前，可以搭配**陰蒂高潮**與**陰道內 G 點高潮**等部分。輔助技巧的內容太多，男性們可以到網路上搜尋關鍵字「**加藤鷹**」、「**陰蒂高潮**」、「**G 點**」等相關的**教學**影片，內容豐富且實用，多看幾次配合實作，你也可成為**金手指**大師。如果有需要輔具像是情趣用品，老高的看法是 ok 的，但是要基於**安全**與**衛生**的原則，不要用力過猛，同時記得要清潔和消毒器具。

冷 知 識　潮吹是什麼？

在日本謎片中，只要有看過加藤鷹手技的朋友應該會對「**潮吹**」這種狀態不陌生。潮吹主要是指女性在性高潮前或期間，由會陰部**噴出**的液體，因為是「噴出」，所以有人把這種狀況稱作女性射精。當然女性不會有精液，那這種液體是什麼呢？有人認為是陰道的黏膜分泌物或是旁邊的腺體分泌物，但無法解釋分泌物的量為何會如此之多。不過在醫界的大多數看法是：潮吹就是種尿失禁，稱作性交時尿失禁（Coital incontinence），機制來自於高潮時骨盆腔肌肉會收縮，因連帶造成膀胱逼尿肌不穩定，使得膀胱內壓突然上升，大於尿道括約肌的壓力，而引發類似急迫型尿失禁（Urge incontinence），尿液鎖不住的狀況。

❷ 主菜：活塞運動的優化

■ 姿勢多元性：你不是傳教士，不要只用傳教士體位

　　無趣的人進行活塞運動從頭到尾只會用「傳教士」體位，一股腦地埋頭苦幹，這種方式主要是刺激陰道前壁的部分。但是別忘了，陰道是「立體」的，還有其他部分的黏膜需要被服務，只衝撞一個地方，就算嘿咻時間再久、再猛也會感到很無趣。只要體能允許，「狗爬式」、「女上男下」、「火車便當」等都可以嘗試，探索陰道裡不同的區域，並且問問對方的感受，配合回饋來微調方向。

■ 延長時間：不要當快槍俠

　　活塞運動對於陰道壁的刺激需要累積，反覆的摩擦才能讓女性的快感逐漸上升。若女方還在預熱，男性就繳械結束，剛剛做的一切就前功盡棄了，**時間的長短很重要**。要延長時間，記得第五章所提的四招延遲射精的方式：**先發制人、斗轉星移、九淺一深、亢龍有悔**。

❸ 後戲：製造美好的 Ending，別射後不理

　　愛愛後，很多男性馬上倒頭就睡或是抽根事後菸，進入聖人模式或發呆狀態，有些人甚至辦完事就穿上褲子、腳底抹油離開，呈現「射後不理」的狀態。很多男性都說，愛愛完閃人不是很正常的事嗎？從生物學的角度來看，射後不理是正常的，只要能繁衍，其他的都不重要。不過我們人類不只是普通的生物，愛愛完還有關係營造的課題需要處理。根據研究，愛愛完後花個 15 分鐘來擁抱、表達愛意和聊天，對於伴侶的關係有非常顯著的提升。其中更發現，愛愛後的聊天對女生特別重要，甚至比前戲還更重要，同時可

以預測「三個月後的關係滿意度」好壞。因此，嘿咻完後老高建議不要沉默不語，可以**復盤今天的表現**，今天夠不夠硬呢？有沒有哪部分需要改進的？或是聊聊生活上的事。如果還是不知道要說些什麼，至少可以在完事之後說句「Baby，我愛你」，不論男女都把「愛愛後的告白」看得相當重要。

 老高建議

提升愛愛品質方法的核心概念就是把自己當作「**服務業**」，紳士們服務做得好，伴侶也會回饋好的服務，「男人用心，女人開心」，大家互創雙贏，大家說好不好！（握拳）

外功——藥物與科技輔助，重振雄風

　　人體的老化是不可避免的，即使再好的保養也會有其極限，已經衰老的部分就需要依靠藥物與其他治療輔助來改善。但是一提到藥物或是介入性治療，很多病人就會這樣反應：

　　「如果要靠藥物，我就不要了。」

　　「我怕藥物有依賴性，我不想要接受治療。」

　　「為什麼治療性功能障礙還要花錢，我不想要。」

　　許多病人因為上述的許多種原因，而不接受勃起功能障礙的治療。但隔了一陣子，病人又再度回診，問了一樣的問題，老高跟病人們的對話又再次重覆進入迴圈。

　　對於治療男性老化引起的男性更年期與性功能障礙，首先做的是破除病人的「**心魔**」，認識這些疾病的本質。

　　男性中年後的性功能障礙與更年期症狀，本質上就是老化。這些疾病就是慢性病，跟糖尿病、高血壓與心臟病沒有太大的區別。上述各種慢性病需要吃藥、打針治療才能改善，同時也是一輩子的課題。有些人會說「不會硬又不會死」、「男生衰老就衰老，就讓它順其自然」，關於這種觀點本身沒

有對錯，也沒什麼好批判。端看自己對於中老年後的生活採取什麼看法，是消極度日？還是要維持青春、充滿活力？如果想要好的生活品質，積極保養是比較好的選擇。

但內功保養**有其極限**，保養是減緩衰退的進程，無法完全阻擋。保養需要自律的飲食控制與定期運動，這個部分相當考驗意志力，並不是每個人都可以做到，大部分的人持續一段時間或多或少都會出現「我不想努力了」的念頭。事實上，藉由外力的幫助，男士的確可以不用這麼辛苦，外來的輔助就像是學生時期的「補習」。

相信大家在當學生的時候，常常會有念書念不通的時候，絞盡腦汁也無法理解。這時，與其花上好幾天的時間坐在桌子前，不如去找外援。同理，身體衰退時尋求外在輔助也是合理的，沒什麼好丟臉的。當然有人天賦異稟，不需要怎麼努力就可以一直考高分，成為「學霸」；在醫學上這種人就是基因好，就算老了也充滿活力。這種狀況就只能看看上輩子有沒有燒好香了，不在老高的討論範圍。

有人擔心藥物有依賴性，如果不使用就會沒有效果，而且長時間下來效果降低，久了之後就不敢使用。好消息是治療男性堅挺與活力問題的藥物，基本上都不會有**成癮**與**依賴性**的問題，因此大家不用擔心。除了藥物之外，還有許多非藥物的治療方式，效果也相當卓越。

有一個巨大的迷思是：用了外來的治療後，是不是就不用再保養了？答案是否定的，在臨床上可以看到一種狀況是病人對於藥物或是其他治療一開始非常有效，隨著時間的推移，效果越來越差。仔細一問，原來病人都沒

有運動，食物也是亂吃，菸還是每天狂抽。這種繼續把自己身體搞壞的狀況，著實不可取。要記得外功只是助你一臂之力，如果自己不想保養，面對已經爛掉的身體，「神仙難救無命客」，再好的治療也是徒勞無功。要記得，內功與外功是相輔相成的。

治療性功能障礙與男性更年期除了可以改善床上的問題外，最大的好處就是提升整體的健康與生活品質。花小錢做保養，遠勝過以後花大錢治療慢性病跟住安養院臥床過活死人的日子。「**預防勝於治療**」，超前部屬帶來的CP 值真的非常高，投資自己的健康，回報看的到。

醫學上有哪些外力協助呢？

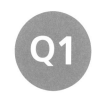 提升您的人生 MP 法力值——
男性荷爾蒙補充

補充男性荷爾蒙的好處有改善代謝症群帶來的肥胖、高血壓與高血糖，同時可增加骨質密度，變得更耐摔不容易骨折。增肌減脂運動的表現，不只可修飾身形，提升外在的性吸引力，並能提升情慾與愛愛的表現。

男性荷爾蒙是連接內功與外功的橋樑，最重要的是終結男性荷爾蒙低下帶來的惡性循環：

補充睪固酮能打破這個惡性循環後，使活力上升。無論是工作、運動、愛愛的表現都大幅提升，整個人更有信心，更願意鍛鍊自己。

但是要記得：補充男性荷爾蒙後的效果並非一蹴可幾，數個月後才能讓血液中濃度達到穩定，需要耐心等待，千萬不要抱著打了一針後，「我馬上就能變阿諾史瓦辛格」或是「我要變成性愛種馬」等不切實際的幻想。

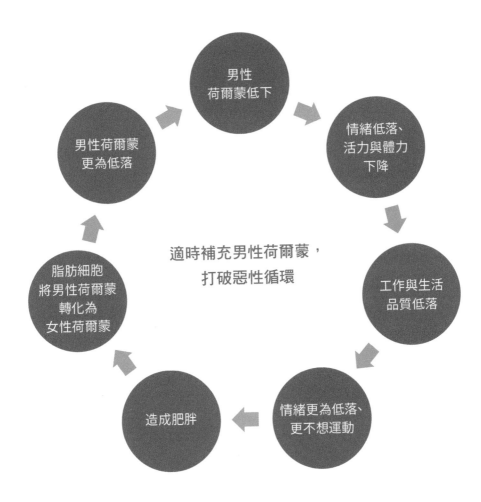

男性
荷爾蒙低下

情緒低落、
活力與體力
下降

工作與生活
品質低落

情緒更為低落、
更不想運動

造成肥胖

脂肪細胞
將男性荷爾蒙
轉化為
女性荷爾蒙

男性荷爾蒙
更為低落

適時補充男性荷爾蒙，
打破惡性循環

PDE-5 抑制劑幫助勃起，不只是堅挺更是復健

藥物可以提升**短暫**堅挺效果，緩解在床上時硬不起來所造成的尷尬。根據研究，持續的愛愛有助於伴侶之間的親密感，也一起提升對愛愛時的滿意度。

透過藥物幫助勃起時，不只是讓陰莖堅挺也是將血液帶入陰莖，幫忙補充養分跟加速新陳代謝。在愛愛前服用 PDE-5 抑制劑，數十分鐘後立即見效，簡單明瞭。市面上還有低劑量的 PDE-5 抑制劑，這種低劑量的藥物需要每天服用，幫助陰莖隨時都可以輕易地充血勃起，屬於偏「保養」類的藥物。除此之外，PDE-5 抑制劑對於攝護腺肥大引起的儲尿症狀，也有舒緩的效果。對於中老年的紳士們，低劑量的 PDE-5 抑制劑具有同時治療攝護腺肥大與勃起功能障礙的效果。

 老高建議

在醫師的診療認可下，該服用就服用，沒什麼好害羞的，盡早改善勃起障礙，解決伴侶間的問題。

高科技氣功與自身血療

　　低能量體外震波（Li-ESWT）與濃縮血小板注射（PRP）這兩種方法都可以幫助陰莖海綿體血管新生。這兩者每次治療所耗費的時間少，治療過程簡單，且因為僅治療局部範圍，對全身無副作用，相信對於藥物治療效果不佳的紳士們是一大好消息。

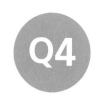

Q4　小弟弟的輔具 —— 人工陰莖植入

　　有些紳士們因為慢性疾病太嚴重,導致小老弟欲振乏力,當各種藥物與其他治療都沒效時,植入人工陰莖就是最終手段。在人工陰莖的幫助下,簡單按個按鈕就能讓小老弟回溫往日風光。但這是最終手段,務必與醫師詳細溝通後,才能決定是否接受人工陰莖植入。

 老高建議

在外功的領域,幫助紳士們維持堅挺的方法有很多種,目前大多能達到相當不錯的療效。但別忘了要同時維持內功的修練,內功為主,外功為輔,內外相輔相成下,小老弟必能「龍柱回頭」。

在撰寫本書的過程中，歷經了結婚、小孩出生等人生大事，常常在繁忙的臨床工作結束後回到家，給小孩餵奶哄睡後，才打開電腦打字趕進度。隨著時間的推移，書的內容逐漸豐盈起來，小孩也從躺在懷裡乖乖喝奶到開始學習爬行，接近完稿時，太太還笑著跟我說，「我們來打賭看看是你的書先寫完，還是兒子先學會爬？」結果看來是我的兒子進度神速，已學會爬行；身為老爸的我感到欣慰，書的最後一哩進度終究還是輸了（笑）。當然還是有藉口，途中歷經全家都感染COVID-19的兵荒馬亂時期，因此推遲完稿的時間（還沒四十歲，已經開始出現只剩一張嘴的前兆了）。歷經各種挑戰後，本書終於完稿，箇中艱辛應該可以再寫成一本書了（如果城邦願意再幫我出一本甘苦談的話），這本《男人大丈夫：你的小弟弟使用手冊》也是我今年獲得的第二個孩子，在過程中感謝太太給我的各種包容支持與靈感，感謝最有耐心的編輯Bonnis允許我一再精修文字（脫稿），以及好兄弟Andy給我寫書的思考架構與建議。

本書定稿以及出版時間，烏俄戰爭還在持續，死傷無數生靈塗炭，俄國普丁年近七十做出的決定似乎想要恢復往日俄羅斯榮光。讓老高想到孔子所說，「君子有三戒：少之時，血氣未定，戒之在色；及其壯也，血氣方剛，戒之在鬥；及其老也，戒之在得」。根據普丁的年

紀推定，這時應該進入男性更年期，老高推測其睪固酮低下可能造成易怒、失眠、判斷力下降症狀，並且想要在生命的末期抓住過去的榮光。如果有時光機的話，這本書能送給普丁讀讀，再發動戰爭之前，請先治療可能的男性更年期症狀。

最後，老高希望這本書能不只能幫助各位紳士恢復堅挺，更能因此促進家庭和諧、心態健康，進而達到國家間不要有戰爭，世界和平。

要做愛，不要作戰，Peace！

男人大丈夫：你的小弟弟使用說明書

作　　　者　高銘鴻
責任編輯　陳姿穎
內頁設計　江麗姿
插畫設計　許心華
封面設計　任宥騰

行銷企畫　辛政遠、楊惠潔
總編輯　姚蜀芸
副社長　黃錫鉉
總經理　吳濱伶

發行人　何飛鵬
出　　版　創意市集
發　　行　英屬蓋曼群島商家庭傳媒股份有限公司
　　　　　城邦分公司
　　　　　歡迎光臨城邦讀書花園
　　　　　網址：ww.cite.com.tw
展售門市　台北市民生東路二段141號7樓
製版印刷　凱林彩印股份有限公司
初版一刷　2022年12月
I S B N　978-626-7149-29-4
定　　價　420元

香港發行所　城邦（香港）出版集團有限公司
　　　　　　香港灣仔駱克道193號東超商業中心1樓
　　　　　　電話：(852) 25086231
　　　　　　傳真：(852) 25789337
　　　　　　E-mail：hkcite@biznetvigator.com

馬新發行所　城邦（馬新）出版集團 Cite (M) Sdn Bhd
　　　　　　41, Jalan Radin Anum, Bandar Baru Sri
　　　　　　Petaling, 57000 Kuala Lumpur, Malaysia.
　　　　　　電話：(603) 90563833
　　　　　　傳真：(603) 90576622
　　　　　　E-mail：services@cite.my

若書籍外觀有破損、缺頁、裝訂錯誤等不完整現象，想
要換書、退書，或您有大量購書的需求服務，都請與客
服中心聯繫。
客戶服務中心
地址：10483 台北市中山區民生東路二段 141 號 B1
服務電話：（02）2500-7718、（02）2500-7719
服務時間：週一至週五9：30～18：00
24 小時傳真專線：（02）2500-1990～3
E-mail：service@readingclub.com.tw

國家圖書館出版品預行編目(CIP)資料

男人大丈夫：你的小弟弟使用說明書/高銘鴻
著.-- 初版.-- 臺北市：創意市集出版：英屬蓋曼
群島商家庭傳媒股份有限公司城邦分公司發行,
2022.12
面；公分
ISBN 978-626-7149-29-4(平裝)

1.CST: 性功能障礙 2.CST: 泌尿生殖系統疾病

415.856　　　　　　　　　　　　　111015519